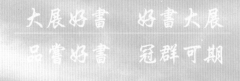

大展好書　好書大展
品嘗好書　冠群可期

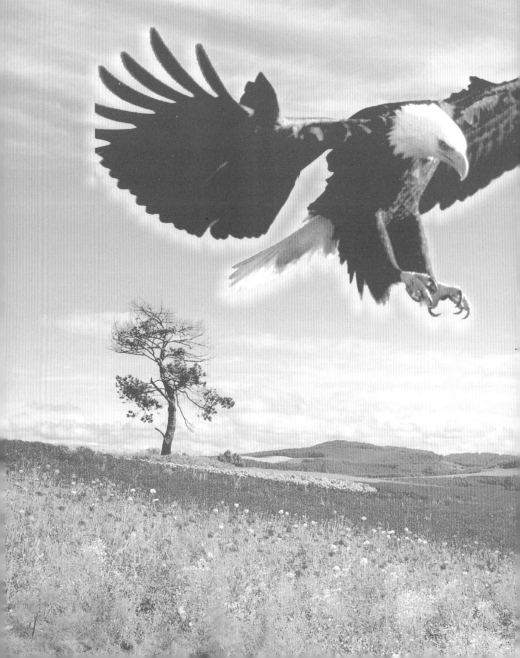

大展好書　好書大展
品嘗好書　冠群可期

養生保健 50

無極養生氣功

啓動自癒力

曾廣中 著

大展出版社有限公司

無極養生氣功 ： 啟動治癒力

著　　者｜曾廣中
責任編輯｜艾瑞克

發 行 人｜蔡森明
出 版 者｜大展出版社有限公司
社　　址｜台北市北投區（石牌）致遠一路 2 段 12 巷 1 號
電　　話｜(02)28236031・28236033・28233123
傳　　真｜(02)28272069
郵政劃撥｜01669551
網　　址｜www.dah-jaan.com.tw
電子郵件｜service@dah-jaan.com.tw
登 記 證｜局版臺業字第 2171 號

承 印 者｜傳興印刷有限公司
裝　　訂｜佳昇興業有限公司
排 版 者｜弘益電腦排版有限公司
初版 1 刷｜2013 年 11 月
初版 3 刷｜2023 年 8 月

定　　價｜300 元

國家圖書館出版品預行編目 (CIP) 資料

無極養生氣功:啟動治癒力 / 曾廣中著
— 初版 — 臺北市，大展出版社有限公司，2013.11
　　面；21 公分— (養生保健；50)
　　ISBN 978-957-468-987-3 (平裝)
　　1.CST: 氣功　2.CST: 養生
413.94　　　　　　　　　　　　　　　　102020057

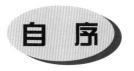

　　第一本書《無極養生氣功──開啟健康之鑰》已推出年餘，感謝眾多學員及讀者的支持與鼓勵，第二本書《無極養生氣功──啟動自癒力》則要感謝這些支持者的催生、分享與大力的幫忙下方能順利出爐。

　　氣功教學十餘年，看到許多學員在身體上各種大大小小的不適症狀，皆因修煉無極養生氣功而重新找回健康快樂的人生，更讓我覺得當需盡己力將無極養生氣功推廣給更多需要且必要的人。基於此理念，無極養生氣功新竹研習中心於九十八年四月成立，並陸續在台北、台中、竹北等地成立無極養生氣功教室，研習教室內擺放各式能量水晶，建構成一股強大能量磁場，免費提供每一位修煉無極養生氣功的學員一個可靜心修煉的場所，以期能快速達成修煉之成效。

　　在推廣無極養生氣功與籌備第二本書的期間，甚多讀者來電或來信告知：

　　因《無極養生氣功──開啟健康之鑰》一書而進入氣功的境地，有緣修煉無極養生氣功，將任督二脈打通，而感受到能量的存在，並能將能量有規律、有效率地在體內循環，生生不息；因某些原因不克至無極養生

氣功研習中心修煉，這樣該如何才能有效地將自身疾病根本怯除？

為此，創立無極養生氣功動功十二式，期盼能讓讀者藉由《無極養生氣功——啓動自癒力》此工具書自行修煉後，確實將十二經脈順暢打通、修復受損經絡，進而啓動身體自癒力的提升，以達成身體健康之功效。

十二經脈的修煉乃將任督二脈循環累積的能量導入五臟六腑，對受損的經絡進行深層的修復；眾多學員修煉十二經脈靜功後成效良好，根據修煉的學員分享，多數疾病在修煉至打通十二經絡後均有大幅改善，甚至痊癒之效。然，十二經脈靜功修煉時，因修煉者每個人體質不同，均採用個別教授方式，不建議自行修煉，因此希望本書所列的無極養生氣功動功十二式能成為氣功修煉最好的工具書，幫助對氣功有興趣、想達成養生目標但卻無法親至研習中心上課的讀者順利將任督二脈循環累積的能量導入、貫通十二經脈，進而能有效提升自我氣功修煉層次與健康，克服疾病的夢魘，達成啓動自癒力不生病之目的。

所謂師者傳道、授業、解惑也，若氣功的修煉如登大山，那我則是想登山者之嚮導，帶領著想登上氣功這座大山的學員，以最少的時間沒有危險而順利的登山，進而瀏覽山峰美景。在我的觀念中，氣功不是神話，能量是可真實感受！為了達成推廣人人皆可修煉氣功，而將氣功單純化；氣功的修煉是身心靈的提升，不是宗教，是自我對健康人生的醒悟。

　　「不生病的生活」是一般人的夢想，雖不容易達成，但絕非遙不可及的神話！個人教授氣功這數十餘年來，無時無刻都在思索如何能讓氣功功法簡單化，讓想修煉氣功者能以最少的修煉氣功時間學會氣功。推廣氣功，並使氣功平民化、普及化的過程確實沒想像中容易，但這一路走來，相當感謝眾多學員的熱心協助，並願意將自己修煉氣功的心得及成效和大家分享。希望讀者閱讀完本書後能確實按本書所教授功法善加修煉，期能啓動自癒力，將自我的身、心、靈，導引爲健康人生、「壽與形全」之殿堂。若諸位在閱讀《無極養生氣功──啓動自癒力》或修煉過程中有任何疑問，歡迎隨時與我連繫，必定盡力幫各位釋疑解惑；此外，各地無極養生氣功的研習教室均有老師及人員協助告知上課的時間及解答各式疑問，歡迎大家多多運用；在奇摩的「無極養生氣功部落格」亦可留言，我會詳盡的爲各位解答。

　　再次感謝各界的支持與鼓勵，爲大眾之利益及達成養生、不生病的目標，盡力地幫忙推廣「無極養生氣功」，本人不盡感恩與感謝！最後，期望各位學員、讀者都能繼續不懈的修煉，都能努力的修煉完成《無極養生氣功──啓動自癒力》。

曾廣中

目　錄

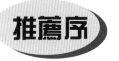

中醫師／黃炫諭

　　天地萬物依循太陽東昇西降而運行，人身是一個小宇宙，人體的氣亦隨著大自然的氣而東升西降，隨著一年四季的春生夏長秋降冬潛，亦可言人身之運作全賴一「氣」的升降沉浮。中醫是門研究人身這個小宇宙之學，在《黃帝內經》裡即說到：「恬淡虛無，真氣從之，精神內守，病安從來」；醫聖張仲景《金匱要略》中也提「四肢才覺重滯，即導引吐吶，針灸膏摩，勿令九竅閉塞」，可清楚知道氣功自古以來便與中醫淵源甚深，氣功為中醫學中重要的治療方式之一。

　　在中醫的思考裡，正常生理有氣、血、水之三種通路，人體會生病產生氣滯、血瘀、痰飲，是因為身體的長期不平衡。氣滯的原因有因飲食，因外來病氣，因情緒問題而造成臟腑經絡之氣阻滯不暢；血瘀的原因有因外傷，有因氣滯；痰飲是因水的通路不順暢，也可視為淋巴系統循環不佳，平日喜歡喝冷飲、吃冰、喝酒或是過量甘脂厚味的人容易形成身體內有痰飲。然而調整修復身體之氣滯、血瘀、痰飲等問題，關鍵在於「氣」，《證治準繩》提到「氣陽而血陰，血不獨生，賴氣以生

之;氣無所附,賴血以附之。」以及《血證論》中也提「氣生於水,即能化水,水化於氣,亦能病氣,氣之所至,水亦無不至焉,總之氣與水,本屬一家,治氣即是治水,治水即是治氣。」由此可知「氣」為能導引「血」、「水」之運行,過去歷代的許多中醫大師明白此理,便以運氣調身與治病,有些亦為當代之氣功大師,因此,氣功可謂是發展最早以及完整的預防醫學治療方式之一。

人人都聽過:「上醫治未病,中醫治欲病,下醫治已病。」因此本人也一直在尋找「上醫」的治療法,曾了解過生機飲食,鈣離子治療……等民間廣泛流傳的保健醫學,發現都有其侷限性,因每個人體質不同,所以一種保養方法並不都適用於每個人,在我還在學中醫之學生時期,認識了氣功教學的曾老師,接觸了曾老師的氣功後,發現學習氣功是一種可以適用於各種體質的養生方法。回憶一開始踏進曾老師的氣功教室,教室裡的同學們一起練習氣功時會體現出一種平靜安寧的氛圍,在教室內輕鬆地沉肩墜肘、鬆腰坐跨,不知不覺的所有精神力就會反觀自身,使心情安靜放鬆,很容易做到「恬淡虛無,真氣內守」,感受到氣是有共振的感覺真的令人印象深刻。

曾老師將其多年修習氣功之經驗,歸納演繹出具體可行的氣功養生方法,其以人體十二經絡導引為基礎,是種容易入門而有效率的方法,因經絡是人體穴位與內臟之間、內臟與感官之間以及內臟與內臟之間相互聯繫

的通路，人體之「氣」可以在經絡中運行，並通過皮部、竅穴與外界相互聯繫，而「氣」為人體生身之根本，有經驗的針灸師能以針灸穴位來引氣導氣治療患者疾病，同樣道理，若能自己學習氣功，長時間練習後若能以氣走經絡，便可達到修復身體之功效，做自己的「上醫」，那麼，不需靠藥物、針灸就能使自身遠離病痛。

　　修習氣功可以說是一種可以改善體質的生活自然醫學，但傳統的氣功的傳承與發展並不容易，曾老師以平易近人的方式教人氣功，亦花很多時間了解學生問題及協助學生進步突破，其所願即是希望能協助更多人改善身心靈之健康狀態，讀完此書，您將了解以修習氣功為追尋健康生活之道並不困難，這是一本實用的好書，值得推薦大家閱讀。

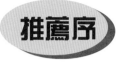

退休空軍上校／劉屏瀟

　　本來對氣功的認知，認為那是需要相當的修煉，才能達到的功夫，對我來說是望塵莫及的事。在一個偶然的機會認識曾老師，相談之後才知我們曾經還是軍中的同事，但因為專業的不同，當時我並不知道。曾老師送給我他的第一本書《無極養生氣功》，希望我先做基礎練習、打通任督二脈，再學習進階課程，亦即運用呼吸的練習及意念的導引，連結貫通十二經脈，進而改善身體能量、協調不平衡、保持身體的完美運作。我認為這在維持健康上是不錯的選擇，所以當時就有了要進入氣功領域的動機，基礎班修煉兩個月後就開始進階的學習，現在已經超過兩年了。

　　以前對身體健康的概念是狹隘的，總認為養成運動的習慣，並持之以恆，應該就離健康不遠了，但其實不然。五十歲時我的身體狀況很差，肝指數、血糖、血壓均超標，體重過重、冠狀動脈狹窄、二尖瓣閉鎖不全等等。我本來就不相信用藥物來治療，可以改善，所以自我要求每天慢跑運動半小時以上，並養成早睡早起規律的作息，安排一些休閒活動與關懷社會弱勢的工作，但

是身體的檢驗數據，雖有改善仍有不及。自從曾老師指導無極養生氣功、修煉兩年多後，現年六十二歲，所有的檢驗數據不但沒有紅字，甚至都在正常值沒有偏高的現象，真是神奇——這印證了我們的身體確實有自癒能力，就看你有否啟動它。現在的醫療用切割縫補與藥物浸泡非常嚴重，常聽朋友說吃藥可以降血糖、降血壓、降尿酸，他們都認為這樣就藥到病除了，其實身體卻離真正的健康漸行漸遠。而無極養生氣功運用呼吸的練習，將任督二脈打通、連結十二經脈，整個身體氣血循環暢通、新陳代謝正常後，身體自然就健康了，不必靠坊間的任何偏方與靈丹妙藥來治療。每一個人的身體都擁有神奇的功能，雖然人人體會不同，但都應該用心去領會！我們的身體其實已經具備製造良藥的能力，可以生產各種預防疾病防止老化的靈方，要善加珍惜並啟動它，才能走入健康世界。

　　曾老師指導「無極養生氣功」是用意念、呼吸、能量三者合而為一的修煉，使身體獲得充分的氧氣，藉以按摩內臟，通經活絡，排出身體內日積月累的毒素。修煉過程乃將意念集中在丹田，觀想丹田有一個發光發熱的火球，用意念導引丹田內的一股熱流，經過各個經絡的起、止處，每個人會因為身體狀況的不同而有酸、麻、痛、冷、癢、熱、溫等氣感。從練功開始對氣感及觀想發光發熱的火球，體會非常不明確也很模糊，也曾經一度質疑氣功的效果。約半年後，身體出現紅疹，似遭跳蚤咬的現象，出現最密的位置是出汗最多的前胸、

後背、腋下、兩跨。經詢問曾老師告知，此乃體內器官（尤其是肝臟深處）排出藥物及食物化學毒素的現象，原來十幾年未曾吃藥及補品，體內仍然深藏許多未排出的毒素。這種現象發生在第二次時，是在練功後十個多月，但比第一次輕微許多。這也印證了靠運動排汗，所排出體內的垃圾及毒素是有限的，只有經絡通暢才能將所有的廢物、垃圾排出。

另外，筆者曾經是老菸槍，有三十三年菸齡的紀錄，四十八歲時戒菸。曾經詢問過胸腔科，戒菸後肺臟是否會恢復健康，醫師告知那是不可能的，因為長期抽菸的人，尼古丁及菸油已進入肺臟微小的肺泡內，長時間的傷害，能維持現狀不惡化就不錯了。

經過練功一年多後，濃濃的痰也不斷的排出了。現在練功已有強烈的氣感，身體的敏感度也增強了，如果吃的食物有問題，很快就會瀉肚或有過敏反應，毒素即刻排出。受到風寒著涼，身體稍有感覺不適（喉嚨發癢、打噴嚏、流鼻水）時，在練功時就會立刻排出寒氣。因為寒氣進入身體後，最初先到經絡，如未排出，那麼寒氣就進入了臟腑，如果吃藥只能排除感冒的不適症狀，寒氣沒有排出而停留在臟腑，爾後就助長了隨之而來的慢性疾病。

「上醫治未病」，黃帝內經所謂的上醫、這個最高明的醫生，其實是我們身體與生俱來的預防功能。如果我們在「未病」時，飲食不節制、作息不正常、每日不運動、練功不勤快，造成了氣血循環不良、新陳代謝不

佳、經絡不通暢，將來生病絕不是意外。所以確實練功啟動身體預防疾病的功能，它就能在「未病之時」維持健康。

　　進入修煉「無極養生氣功」才兩年多，目前仍在生理層次的練習，對於提升到心理及靈性的層次，相距甚遠。感謝曾老師的鼓勵，給我這個機會，在發行第二本書時，提供初步修煉氣功的心得分享。氣功的修煉需要長時間、持續不間斷的從身、心、靈的層次逐漸提升，它的效果無法立竿見影；但我想只要能持之以恆，每天挪出少許的時間修煉，盡力步步到位，相信必能水到渠成，盼與修煉者共勉之。

推薦序

救國團學員／王姿文

　　在這個世界上，任何事的發生一定都有其原因。之所以會接觸曾廣中老師的「無極養生氣功」，是因為我不小心得了「乳癌」。三十多歲年輕的歲月裡，以前的我每天除了上班還是上班，就連休假日都在忙工作上的事，甚至每天都一直熬夜；過去的生活，每天幾乎都在忙碌、工作壓力和生氣中渡過。終於在我三十七歲時，癌細胞一夕之間爆發開來，令我無法招架。

　　由於家族裡面皆沒有癌症的遺傳，因此在得知罹癌（乳癌第二期）的那一刻，我整個人幾乎都崩潰了。後來，在朋友的建議之下，我到了台灣治癌第一把交椅的「和信治癌中心醫院」接受一連串的治療；包括：開刀取出我體內的癌細胞腫瘤，為期一年的化療，還有放射線治療。其中以化療最令我生不如死。

　　由於化療會讓體內的免疫失去功能，白血球會下降，在住院期間，我就開始接觸另一套氣功，但由於化療造成我的體力太虛，根本就無法練功；而化療所導致的外貌改變、頭髮全都掉光，在治療出院後我幾乎都足不出戶，躲在家裡養病。就在我治療後的一年，我告訴

自己，絕對不能再讓自己生病了，這輩子再也不想再接受那麼痛苦的治療了。所以，在治療後的養生期間，我到救國團報名，想要重新學習氣功，因緣際會地認識了曾廣中老師。

我永遠記得初次遇見曾廣中老師時，由於曾老師的樣貌年輕，第一次上課時，我還心想：這個三十初頭的小伙子，會教氣功嗎？內心充滿著疑惑呢！一聊天之後，才得知原來老師已經不年輕了。原來練氣功，會讓自己的體態、樣貌年輕呀！後來，上過老師的課程之後，才發現曾老師真的是有二把刷子，而且人超親切的。

這套「無極養生氣功」，是我所學的氣功裡最容易學會、也最簡單的功法。猶記得在化療期間，有學過另一派的氣功，但因為當時化療後會造成體力太過虛弱，而導致無法發功練習；然而無極養生氣功是真的很容易學習、也很容易上手的一套功法。還沒練無極養生氣功之前，我因為每天都吃服用抗癌的藥物（泰莫西芬），導致我盜汗、失眠、躁熱，長期必須吃安眠藥，才能入睡，一直到我練了這套「無極養生氣功」之後，失眠的問題才終於獲得改善。而且，每次的癌症追蹤檢查都能平安渡過。我想，這就是無極養生氣功在我身上發揮了很大的功效。

真的很感謝曾廣中老師的這套「無極養生氣功」，讓我重拾了健康，體力也變的越來越好。我不清楚每個人生命的終點，何時會到來，但我確信，在我活著的每一天，我就必須很認真的練習這套「無極養生氣功」。

推薦序

台北研習中心指導老師／曾馨毅

　　自從曾廣中老師退伍，全心投入氣功教學服務開始，這十多年來，我們的通聯、互動時間，就多為深夜、凌晨時分了，因為他要這個時間才得空閒。當他在與出版社討論第二本書的內容後來電，提及我應該為已快八年的台北教室，留下些教學情形、學員心得記載。是的，我是最適當的紀錄人選。好快啊，晃眼我也投入快八年了！

　　曾廣中老師在台北的授課地點，剛開始時是在我的寓所，第一屆及第二屆的學員，都在這裡畢業。當時他每星期六來台北一次，服務台北地區的學員；九十八年間，他在台北安排了專屬空間，並精心地放置了許多高能量的水晶、礦石，輔助學員練功。現在他每星期二、四都在台北授課，真的非常感謝他為了大家犧牲自己的寶貴時間，往返於新竹、台北間，他為氣功教學的奉獻精神，值得我們肯定及效法。

　　接近八年，二千多個日子，台北教室的學員收穫非常多，病症痊癒的實證有：淋巴癌、異位性皮膚炎、風濕性關節炎、糖尿病、痛風、高血壓、低血壓、大腸

癌、肺癌、膽結石、胃潰瘍、憂鬱症、精神衰弱、睡眠障礙、便秘、過敏、脂肪肝、水腫……等等，當然還有許多能力提升的實證，如：抗壓能力、感觀能力、味覺能力、聽覺能力。在教學過程中看到許多學生，藉由修煉無極養生氣功戰勝病魔，重拾生命樂趣，進而對氣功產生強大的信心，令人十分欣慰。氣功的神奇，確實是有目共睹，肯定值得大家一起共同見證！

　　唐代藥王孫思邈的（千金要方）裡說：「上醫醫未病之病，中醫醫慾病之病，下醫醫已病之病。」意思是說：真正好的醫術是治療未病之病。應該是在預防保健方面下工夫，首要為防患於未然，其次的醫術，是治療即將發生的疾病，及早發現、並控制住病情，若等到疾病已經病入膏肓才來治療，就是下下策了。

　　學員中許多實證讓我們相信，練氣功不只是能解決中西醫皆束手無策的病症，更能夠獲得加速氣血循環、改善體質、平衡自身免疫力的能力。唯有本身擁有強大、平衡的免疫力，才可以抵抗病菌，保護自己，進而達到延年益壽、壽與形全的目標。

　　在台北教室這八年，感受到國人在預防保健觀念上漸漸萌芽。從一開始來上課的學員多為症狀、患者、中老年人，到現在有愈來愈多的年輕人、甚至是學生，加入了學習的行列，在在代表大家在預防保健上觀念的改變，亦即「養生」並不是中老年人才需要關心、投入的事，而練氣功也並非單單是打發退休時間的運動。預防醫學的觀念提升，真是一件讓人慶幸、歡欣的好事。

　　「無極養生氣功」的課程，基礎班為打通任督二脈，學習能量的控制能力，導引能力，以先通穴道的方式，通任脈、通督脈，任督二脈通後，進行小周天循環，讓身體可以開始有效地累積能量。接著為進階班，學習打通十二經脈，將氣血有效地導引至五臟六腑，加速體內循環，達到改善體質、增強免疫功能、去除疾病，達到延年益壽的目標。

　　我們的課程，教學內容及方法，淺顯易懂。在台北教室最年幼的學生為五歲，最年長的學生八十多歲，幾乎可說是能理解話語，可溝通的程度即可學會。練氣功沒有場地與時間的限制，只要每天半小時，您就可以親身感受到氣功的威力！

推薦序

新竹研習中心指導老師／黃姿甄

　　現代人提到養生，就會想到氣功吧！只要有機會和曾廣中老師聊一聊，很容易發現他是一位熱心且正向的人。曾老師自小對氣功就懷抱著極大的興趣，至始至終對氣功的修煉從不間斷，直至修煉有成，並親身體驗到氣功的好處後，懷著感恩之心的他總認為對於『氣功』有背負著極大的任務，那就是『不間斷的推廣』，因此，苦心鑽研，創立一個簡單易學、人人可修煉的氣功功法，亦即無極養生氣功。

　　推廣氣功十餘年，至今曾老師仍不間斷的到各處教學，幾無假日，而這背後最大的動力，就是每個修煉氣功的學員，自身都得到很大的受益！為了讓更多人了解氣功，曾老師出版了《無極養生氣功──開啟健康之鑰》一書，獲得了很大的迴響，而今又在學員的鼓勵簇擁下，又出了第二本書《無極養生氣功──啟動自癒力》。曾老師毫無藏私的在書裡使用簡單易懂的文字，清楚的描述出氣功修煉的方式，並將打通十二經脈動功的功法公開，讓想修煉氣功卻無法到教室上課的人可以使用這本工具書順利的修煉，進而達到氣功推廣的任務。

　　二十有三與曾老師相遇之後，我的生命就和氣功結下了不解之緣，卻在而立之年才開始修煉氣功；這之間，常聽老師在我耳邊叨念要好好的修煉氣功云云，卻從不曾讓我心動。有想要修煉的念頭確實是因為發覺身體開始不如從前，當時還有兩個年幼的孩子，我的人生還有很多夢要完成，才讓我終於下定決心要好好修煉氣功。修煉之後，才發覺氣功真的不是神話故事，所謂的『氣』是真實存在的，尤其是第一次感受到『氣』，也就是能量在體內運行時，那不可思議的感覺真的至今難忘。

　　如今，修煉「無極養生氣功」的我已年近半百，初修煉時本來心裡所想要的「只是讓身體健康就好」，可是這功法除了讓我身體真的變健康之外，更讓我在身、心、靈各方面都大大的提升，得到了超乎意外的收穫，真的是受益匪淺，同時，也讓我的心充滿感恩！這些年來看著曾老師對氣功推廣的熱情感動了我，讓我下定決心跟隨著曾廣中老師的腳步，以氣功幫助人的信念，投入教學的行列推廣氣功。目前我投身於新竹無極養生氣功教室、及新竹救國團教授氣功，盡棉薄之力推廣，以期能讓更多人體驗氣功的好處。

　　最後獻上無比的祝福，期望此書能發揚，並帶給世人大大的幫助。

推薦序

台中研習中心負責人暨專任指導老師／林淑霞

　　化簡為繁是社會常態，化繁為簡才是真功夫！氣功是老祖宗的智慧結晶，相傳幾千年，在二十一世紀，終於出現了氣功大師——曾廣中老師，將深奧的氣功化繁為簡，創建簡單易學又能真實啟動身體「自癒力」的功法——無極養生氣功。

　　無極養生氣功創始人曾廣中老師，是氣功傳人，也是氣功創新者！修煉氣功三十餘年，對氣功有異於常人的恆心毅力與熱忱，具有深厚功力。他智慧過人，深入鑽研各門各派氣功功法精髓，融會貫通後，力求創新，將深奧的氣功，化繁為簡，以簡單化、系統化的功法，創建無極養生氣功，二十五堂課，即可打通任督二脈及十二經脈，調節體內氣血循環，平衡代謝功能，修護五臟六腑與改善體質，啟動身體的保健系統，維持自身的防衛體制。

　　曾廣中老師也是位人間活菩薩，不僅自己修煉氣功有成，而且樂於分享。他將畢生苦學所悟所創之無極養生氣功功法，毫無保留地對外開班授課，循序漸進教導打通任督二脈與十二經脈，男女老少，易學易練。而平

價的費用，讓學員上課沒有負擔。為推廣氣功，盡全力付出，週一至週日，無停歇的傳道、授業、解惑。面對每位學員，總是精神奕奕的詳盡說明與教導，上課不怕學生問，就怕學生不問，所以他最常問學員的一句話就是：「練的怎麼樣？有沒有什麼問題？」足以顯見曾廣中老師氣功的高深與推廣氣功的滿懷熱忱。

「無極養生氣功」在氣功界獨樹一格。為什麼？因為它的有效功法，真的可以學成氣功；因為它簡單易學，男女老少皆可順利學得；因為它有明確課程進度表，基礎班十堂課保證打通任督二脈，進階班十五堂課保證打通十二經脈，沒有神秘面紗；因為它定位清楚，以推廣健康為宗旨；因為它的願景是要讓每個學員身心靈提升，發揮正向力量，利己利人，積德行善。

台灣目前是以西醫為主流，許多病症如癌症、自體免疫疾病、糖尿病、高血壓、痛風……等，其治療都僅能治標，未能治本。因此，真正想獲得健康，唯有依靠自己的努力，提升身體的自癒力，才能真正獲得健康。「無極養生氣功」就是能讓你啟動自癒力的一個有效的功法。許多罹患癌症、類風濕關節炎、紅斑性狼瘡、異位性皮膚炎、糖尿病、高血壓、地中海貧血、蟹足腫、痛風、腎水腫、結石、失眠、憂鬱症、過敏……等病患來修煉「無極養生氣功」，學員從原本疾病纏身的疲累態到症狀的改善、到身體恢復健康、到心靈的提升，一而再，再而三的彰顯無極養生氣功功法的有效，以及學員的用心修煉，真得令人歡欣雀躍！

　　健康百分百，人生才精彩。上醫醫未病，在健康時，就要多做些對身體健康有益的事，例如，正常的生活作息、正確的飲食、適度的運動休閒、保持正向思維及儘早修煉「無極養生氣功」，愈年輕健康時修煉，愈能收事半功倍之效！當身體出現病痛或重症才來修煉無極養生氣功，所須花費的時間與獲得的效益，肯定是事倍功半！

　　有鑑於「無極養生氣功」功法的有效，為能更全面於中部推廣「無極養生氣功」，二〇一二年八月，我毅然辭去服務超過十五年的工研院工作，離開新竹，紮根於台中，擔任「無極養生氣功」台中研習中心負責人暨專任指導老師，肩負中部地區之推廣與授課之重責大任，期望將這套能帶來實質功效的無極養生氣功功法發揚光大，嘉惠更多需要幫助的人。在教學這幾年以來，每每看著學員在教室裡認真練氣功，練完後彼此分享練功的心得：「練功的第一天我就不再失眠了！」「身體變好是預期中的事，驚訝的是整個人也變得很正向！」「我鼻子過敏的症狀好很多了。」「我覺得比較有耐心，心境比較平穩了。」……

　　聽到學員的回饋，感受到學員病痛解除後，身心靈的安定，覺得好開心，生命也因此有了重量。

　　我很感恩這輩子有很多很好的機緣，其中之一，就是感恩在年輕健康時，即有機緣向曾廣中老師學習「無極養生氣功」。修煉無極養生氣功讓我在短短不到半年的時間即打通任督二脈及十二經脈，並一門深入至今，

對氣功產生堅定的信心，真的很感恩！氣功是身心靈的修煉，將身體恢復健康只是修煉氣功最基本功效，當有了健康的身體，能否實踐生命的意義與價值，才是關鍵所在！在曾廣中老師教導過一萬多位學員中，已協助許多學員從重病中重拾健康，讓許多家庭恢復往日歡笑！有人重拾健康後，幫父母分擔家務、承擔家業，讓父母親倍感欣慰；有人重拾健康後，為子女分憂解勞，得到子女們的萬般感恩；有人積極行善，號召眾人做好事、做志工、做有益大眾的事，得到社會的肯定；有人默默行善，為善不欲人知，得到心靈上的富足與豐盈。

「能付出是一種福氣，懂付出是一種智慧。」當你的生命對他人有意義時，你所獲得的快樂絕非筆墨得以形容。此生，我將不遺餘力地發揚「無極養生氣功」，積極發揮正向力量，帶給人快樂、希望與勇氣。

若你有興趣學氣功，簡單易學又能真實啟動身體自癒力的「無極養生氣功」，絕對是你最佳的選擇，而且值得你一門深入，終生修煉。

推薦序

竹北研習中心負責人／黃榮煌

　　我學習氣功有一段非常大的起伏。從一開始被老婆逼著、以非常排斥加上不相信的心情的來教室開始不情願的練功，到後來每天固定到氣功教室報到，最後甚至幾乎投下所存的積蓄購買大量的水晶回家練功，還對外開設氣功教室、請曾老師來授課，就只希望能幫助更多人學習氣功，改善身體健康。

　　練氣功半年後，有一次騎機車摔車傷勢相當嚴重，摔斷鎖骨和一根肋骨。那陣子，每天在修煉氣功之際，都會感覺到骨頭斷掉的位置在隱隱作痛，曾老師說那是氣在修復傷口。果然，原本醫生說要穿護具八個星期，沒想到三個星期後醫生就說可以不用穿了，連復健也不用做，說我復原的異常神速，我笑著跟他說我有練氣功。申請保險費離車禍不到兩個月，一般人可能才開始要做復健，我的手臂已經活動自如了。保險業務員不太相信我才摔斷鎖骨一個多月，可能認為我要詐領保險金吧。

　　能有這樣的收穫，要感謝我老婆和曾老師，當初一個強迫我練，一個像哄小孩，一樣講很多道理要我練

功。曾老師給我很多正向的意見，讓我除了身體上的健康改善以外，心靈的健康也有大幅提升，更讓我學到要捨得放下，因為他把珍藏十幾年的透明黑墨晶骨幹水晶割愛給竹北氣功教室，以供我們竹北學員們練功。

很多來竹北學氣功的朋友，都很喜歡我們黑墨晶骨幹。因為在它強大的能量氣場旁練功，只要有頭痛或是身體不舒服的地方，都會明顯的改善。它會把身體的病氣逼出來，所以練功的人一開始都會覺得全身發冷，但後來全身就會熱起來了。我可以賣掉其它水晶，但是黑墨晶骨幹是鎮教室之寶，是非賣品。我希望它能幫助更多人改善身體健康。

這本書經歷很久的蘊釀終於要發行了，希望看過這本書的人都能好好學習「無極養生氣功」。持之以恆的練下去，到達百脈暢通的時候，就能一解不生病的秘密了。

推薦序

工研院養生氣功研習社第三任社長／張芳卿

一直記得很清楚，會想開始學氣功，是因為一個在當麻醉科醫生的好朋友對我說的一句話：其實醫學並不如你想像中的那麼進步。就像是丹・布朗所撰寫的天使與魔鬼中，那一句震撼我的話一樣：「科學和宗教並不相悖。科學只是太年輕，還無法明白。」

或許因為工作的關係，也或許因為對油脂的攝取過度克制的關係，身體裡的膽結石在二〇〇八年年中的健康檢查的時候，有好幾顆長大到兩公分之多。由於要解決膽結石的方法只有將膽囊完全取出的這種方式，但是沒有了膽囊，日後的飲食要更加克制與小心，而這絕對不是我願意的；至於在網路上所搜尋到的各種讓身體自動排除膽結石的偏方，雖然信者眾，但自己卻怎麼樣都鼓不起勇氣去嘗試。就在從辦公室走回宿舍的路上，一邊嘆氣一邊煩惱不知道該怎麼辦才能避免結石繼續長大的時候，腦海裡一閃而過的念頭，是氣功。

只是……要去學什麼樣的氣功，又要去哪裡學呢？

當我又開始為了這樣一個新的問題煩惱的時候，我收到了當時養生氣功研習社社長彭聖墻的一封「養生氣

功社開班招生」的信件。對我來說，如果真的有所謂的機緣，那真的就是這封有如及時雨的群組發信信件。在回信報了名，並也收到社長熱心的回信後，我用一到兩個禮拜的時間踟躕猶豫，最後在二〇〇八年十月某一個星期四的晚上，走進了上課的教室。也從這一刻開始，展開了我練氣功的生活。

曾老師是多麼有耐心的、幽默與氣度的人，相信不需要我再去錦上添花。我所能表達的最大的感謝，就是將我從曾老師那裡學完氣功後的一切感受，分享給大家。

相較於很多人在練任督二脈或十二經脈的表現，我不是一個表現特別好、或是對氣場的感受特別深刻的學生。我只是很單純地照著曾老師所教授的每一個步驟，沒有想太多的一步一步地往下練。一直到了練十二經脈的第一條肺經，打通的那一瞬間，有如涓涓細水般的氣流在肺經的經脈路線順暢的流動之際，內心驚訝與震撼的感覺真的難以言喻！只能再次驚嘆目前所謂先進的科學與醫學，真的都太過年輕。

之後，隨著打通的經脈越來越多，也越來越懂得曾老師所說的意到氣到，以及隨著每個人經脈受阻情況的不同，會在練習不同經脈之際有不同的表現與體悟。像是還很健全的經脈，常常在老師還在教授的過程中，相對應的位置就有了溫溫麻麻、氣流湧動的感覺；若是阻塞或受損的經脈，我自己也在自我練習的時候感受到相對應的臟器出現又酸又疼的感覺。

在練十二經脈的最後幾堂課，曾老師在市區成立了新竹研習中心，並佈置了強大的正向能量磁場，除了推廣養生氣功的奧妙之外，也提供了大家一個強化練功效率、互相交流練功心得的好地方。在張草所寫的《明日滅亡》一書中有提及主角為了從過去走回現在，所以踏遍了千山萬水，終於找到一個充滿了靜坐的修行者、具有強大能量的石窟。雖然那只是科幻小說的情節，但一直到現在，每每走進新竹研習中心，跟著大家一起練功的時候，心中都會猶然升起「正向能量處必當匯集諸多修行者」的感受。

而說到跟很多人一起在新竹研習中心練功，一定要提到的事情有兩件。第一件事是跟著當時的養生氣功社社長聖墻、社員育彬，以及其他人的「鳴鳳古道森林浴」體驗之旅；第二件事是跟老師一起練功的「共振課程」。

鳴鳳古道森林浴

會想參加鳴鳳古道的森林浴主要是因為在研習中心裡常聽到一些人說原始大自然的氣場其實也相當的不錯，而且感受與研習中心完全不一樣，因此當知道社長聖墻要辦第二次的社團出遊時，我馬上就興致沖沖地報了名。雖然中途歷經兩次颱風的阻撓外加我自己的行程一直喬不攏，所幸在社長聖墻的大力協調下，終於讓鳴鳳古道的森林浴順利成行！這趟出遊不僅讓我見識到強大磁場，宛如巧合般的機遇也真的讓我大開眼界。無論是在鳴鳳古道森林浴中，雙手似有若無、微微地發麻的

感覺，還是在雲洞宮中靜坐走小周天時，感受到的心神安定，抑或是在仙山九天玄女廟，跪在香爐前那直灌下肢經脈的氣流，真的是每感受一次每驚奇一次。

而最讓我震撼的，是在南庄老街裡的永昌宮與大埔水庫彌勒佛所感受到的強大磁場。以往在曾老師的研習中心練功時，具有強烈正向磁場能量的水晶總是要把手伸到水晶附近，手掌才會有溫溫麻麻的感受，然而，在南庄永昌宮裡，小周天才運行了兩回，就立即感受到整個人像是泡在能量磁場的大水缸中，全身上下的每一處肌膚都充滿了溫溫麻麻的感覺。即便不再運行小周天，當手在空氣中隨意擺動時，劃過皮膚的每一道氣流都像是微弱的電流般，在指尖在掌心在手背霹靂啪啦地竄動。雖然我無法知道社長聖墻或是另一位社員育彬體驗到的感覺跟我有什麼樣的異同，但是我們三個人在那一個瞬間，臉上同時都寫滿了對永昌宮裡的神明擁有如此強大磁場的驚嘆！而之後的大埔水庫彌勒佛也讓我們有相同的驚奇。光是坐在行進中的車子裡，我的手掌就開始發麻發熱，當我們不停換著方位、想伸手試圖去感應到底這強大的磁場是從哪裡來的，卻發現每個地方竟然都一樣強！後來與聖墻、育彬還有曾老師討論，才懂了原來所謂的風水寶地是個擁有強大能量磁場的地方。

這一次的出遊讓我有如劉姥姥進大觀園一般，大大地見識到原來氣功的修煉不只能恢復健康，還能讓自己擁有「鑑定磁場」的能力。因為這樣的機緣，再加上想知道自己繼續修煉下去可以到達什麼樣的程度，所以更

下定了要把氣功練好的決心！

共振課程

一如水由高處往低處流，氣的流動一樣是由高往低；因此，跟功力深厚的人一起在磁場強勁的地方共振共修，等於是大大地提升了練功的效率。我自己參與好了幾次共振的課程，有感覺到氣流源源不斷，有如一波波的浪潮從曾老師所落坐的地方傳過來的時候，當然也有沒什麼特別感覺，只有因磁場太強、心跳加速的時候。

最讓我印象深刻的一次，是體驗完鳴鳳古道之行後的第一個禮拜的共振課程，還記得那一天我剛好坐在曾老師的正前方，而曾老師的兒子——曾麟，坐在我正右方兩三公尺處。一開始練結合的我只覺得今天的磁場特別強，一坐下來氣就噗嚕噗嚕地往下半身竄，整個手掌也明顯地感受到麻麻刺刺的電流感；等到平心靜氣地練了一陣子，便開始感受到一股強勁的氣流不斷從身後把我往前推。那時我心想：往前推不打緊，總之穩住、坐正就是了。然而我卻怎麼也料想不到，過了一會兒，另一股強大的氣流也有如潮水般地從右手邊推了過來！同時受到兩股強勁氣流「推引灌注」的結果，就是我右邊頭部的膽經立即而明顯地發脹發疼了起來！如此立即而深刻的感受，讓我深深地體認到原來「身體會說話」。自己過去如何的人不輕狂枉少年，或是因為工作壓力而犧牲的健康，全都在氣衝病灶的時候，自己的身體用疼痛、用酸麻來訴說著它默默忍受已久的苦痛。

　　因為如此的際遇，讓我一次又一次的省思，我所想望的人生會是什麼模樣？或許平凡、或許驚心動魄、也或許有著想要獲得的榮耀，但在不同人生際遇的想像中，確定不可或缺的重要因素，絕對是身體健康！

　　最後，跟大家分享我修煉了將近五年的氣功，身體變化的情況。

　　從一開始基礎班每天的十五分鐘靜坐，到現在沒太多時間就走小周天，有時間的話就盡量固定每個禮拜至少二到三天到能量磁場強大的研習中心練功，這樣五年多下來，我自己的收穫是膽結石從剛開始修煉的兩公分，到剩下0.5至1公分，最後無數小顆聚集，甚至在照超音波時拍到有小的膽結石掉出。而在油脂的攝取上，也不會因為晚上偶爾吃太油的就半夜鬧肚子疼。

　　通往健康的路，當然不會只有練氣功這一條。但對我而言，我相信是氣功促進了我身體的新陳代謝，我也相信只要我持之以恆的修煉，不只膽結石的問題可以解決，未來還能擁有更多的健康與不同的人生體悟！所以，還是要再次感謝曾老師在氣功教授上的不遺餘力，希望在不遠的未來，我能雀躍地走進研習中心，跟老師及其他人分享我疾病的消除，及其他因為氣功而體驗的種種驚奇！

第一章

『無極養生氣功』概述

　　無極養生氣功是集結我修煉氣功數十年和教學之精華。

　　自小氣功對於我就有種莫名的吸引力，在這樣的吸引力驅使下，讓我開始研讀各式氣功書籍、因緣際會遇到啟蒙老師，進而各處拜師學藝。在領會了氣功之精髓，並親身體驗它帶給身心靈莫大的好處後，我決心推廣並普及大眾。

　　但是各門各派修煉的功法，均有其規則或是一些禁忌；對於現代人而言，這些限制使得修煉氣功彷彿只是退休人們或是身體有疾者的養生運動，甚而常常修煉個幾天便因為時間、場地等等各方面的限制就放棄了，真是「入寶山而空手回」啊！

　　為解決此修煉門檻，個人更深入地鑽研氣功，將其融會貫通、簡化，力求使氣功成為人人可學、人人可修、人人可煉之功法——這便是**無極養生氣功**的創成動力之源。

氣功可分為靜功與動功

　　靜功指的就是所謂的**內聚氣功**。內聚氣係指將體內能量集結並儲存於丹田之處，並可使之經由意念導引至全身，串連體內各條經脈，使之連結相通，進而按摩五臟六腑之深度有氧運動。修煉**內聚氣功**可增進氣血循環、調整新陳代謝，喚醒身體自我修護機制，進而提升免疫系統、改善體質、增強耐力，以達到修護修補元氣及養生之功效。

　　動功指的就是所謂的**發散氣功**，亦可稱之為**武術氣功**。動功就是將氣（也就是能量）發散至筋、骨、皮以舒筋健骨，增強肌力體力、強健體魄，進而達到防身克敵等等功效之功法。

　　「**無極養生氣功**」是以**靜功為主**、**動功為輔**的一個內外均修的功法，強調身心靈的提升，壽與形全的目的。「無極養生氣功」的養成修煉過程可分為基礎班級進階班兩個班別。

　　基礎班：在靜功方面是以打通任督二脈為主軸，完成任督二脈小周天、大周天循環以達成修護及提升元氣之功效，氣功修行至此可謂之小成。

　　進階班：在靜功方面是以打通全身經脈為主軸，完成能量（也就是所謂的氣）導引貫通全身經脈，為五臟六腑做深度的按摩及運動，最終達成全身經脈小周天、大周天循環，進而修復五臟六腑、徹底解決疾病的源頭，氣功修行至此可謂之大成。

　　無論是基礎班或是進階班，在動功方面均是以各式的功法為主軸，與靜功相輔相成，而每個人的修煉速度會因個人身體狀況與外在環境而有所異同。基礎班目前排定十堂課即可修煉完成，若是以每週一堂課的速度，約兩個半月可完成基礎班之修煉。

　　在我目前所教授的學員當中，有學員在兩小時之內便打通了任督二脈、完成基礎班小周天、大周天之修煉，但無論壯年、老少、體健或是因病者，皆可在這排定的課程內完成基礎班之修煉。

無極養生氣功之「無極」，意即無窮無盡、無限之意，因此修煉至大成之後，更能感受能量之無窮，氣功修煉之無盡。

無極養生氣功從創立至今教學已有十餘年，以簡單易學的功法教導學員修煉氣功，讓五歲到八十五歲的學員均可完成修煉。在第一本書《**無極養生氣功──開啟健康之鑰**》中，詳盡解說了打通任督二脈的功法，而在本書中則將公開十二經脈動功的功法，同樣以簡單易學的方式做詳盡的大公開，並以易懂的照片做輔助，讓想修煉**無極養生氣功**十二經脈動功及精髓功法的人，容易上手修煉。

第二章

大周天及小周天
經脈循行概述

　　打通任督二脈，並完成大小周天循環，乃無極養生氣功基礎班所教授之功法，主要功效為蓄積能量、修護並提升元氣。

小周天：這是一種將內功運行於任督二脈一周之功法。

小周天循環功法步驟：眉心→膻中→丹田→會陰→長強→百會→眉心。

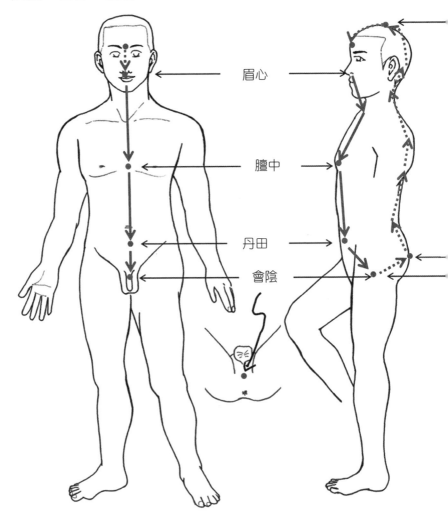

眉心

膻中

丹田

會陰

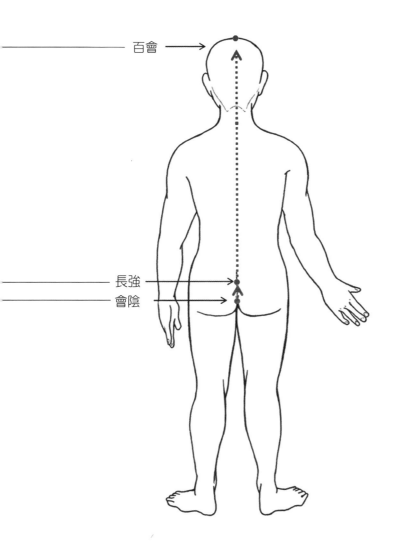

百會

長強

會陰

大周天：這是一種將內功運轉於頭身手足一周之功法。

大周天循環功法步驟：眉心→膻中→丹田→會陰→湧泉→會陰→長強→百會→眉心。

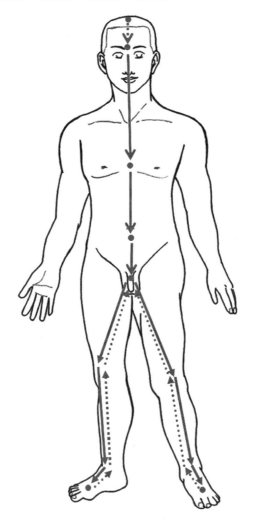

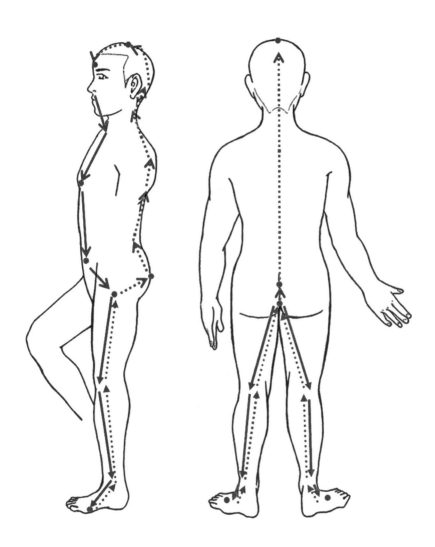

「無極養生氣功」小周天與大周天功法之修煉，與中醫任脈督脈循行路徑及穴道是可以相互印證的，在能量循行之時，可與之對照。

任脈循行之概述：

任脈屬於奇經八脈之一，位於人體的正面的中央循行，共計有二十四個穴道。

會陰→曲骨→中極→關元→石門→氣海→陰交→神闕→水分→下脘→建里→中脘→上脘→巨闕→鳩尾→中庭→膻中→玉堂→紫宮→華蓋→璇璣→天突→廉泉→承漿

督脈循行之概述：

督脈屬於奇經八脈之一，循人體背脊裡上行至腦，修煉督脈時可使其能量入腦，與開發智慧提升靈性有密切之關係，共計二十七穴。

長強→腰俞→腰陽關→命門→懸樞→脊中→中樞→筋縮→至陽→靈台→神道→身柱→陶道→大椎→瘂門→風府→腦戶→強間→後頂→百會→前頂→顖（ㄒㄧㄣˋ）會→上星→神庭→素髎（ㄌㄧㄠˊ）→水溝→兌端→齦交

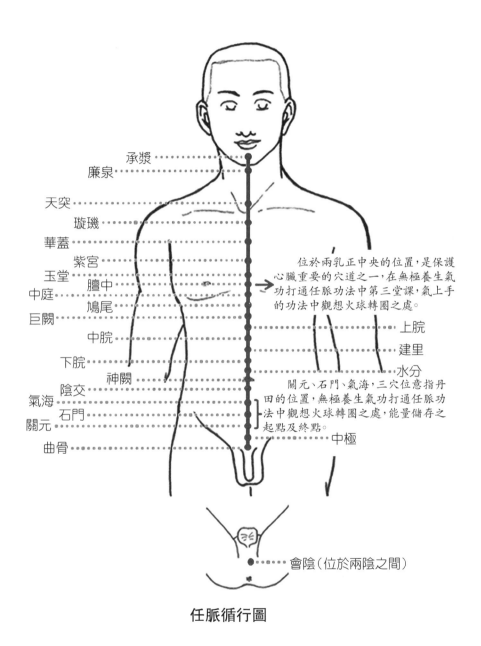

位於兩乳正中央的位置，是保護心臟重要的穴道之一，在無極養生氣功打通任脈功法中第三堂課，氣上手的功法中觀想火球轉圈之處。

關元、石門、氣海，三穴位意指丹田的位置，無極養生氣功打通任脈功法中觀想火球轉圈之處，能量儲存之起點及終點。

承漿
廉泉
天突
璇璣
華蓋
紫宮
玉堂
膻中
中庭
鳩尾
巨闕
中脘
下脘
神闕
陰交
氣海
石門
關元
曲骨

上脘
建里
水分

中極

會陰（位於兩陰之間）

任脈循行圖

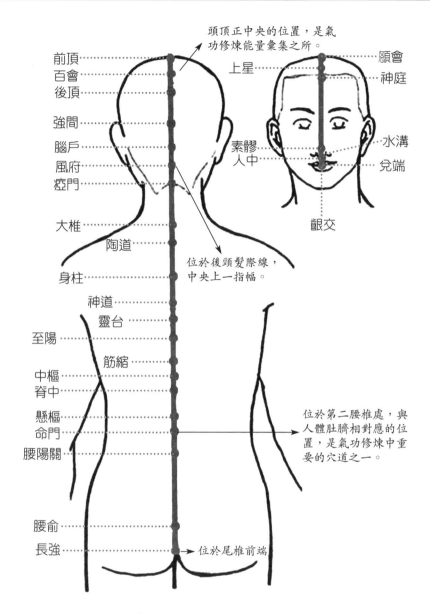

頭頂正中央的位置，是氣功修煉能量彙集之所。

前頂
百會
後頂

強間

腦戶

風府

瘂門

大椎

陶道

身柱

神道

靈台

至陽

筋縮

中樞

脊中

懸樞

命門

腰陽關

腰俞

長強

上星

素髎

人中

顖會

神庭

水溝

兌端

齦交

位於後頸髮際線，中央上一指幅。

位於第二腰椎處，與人體肚臍相對應的位置，是氣功修煉中重要的穴道之一。

位於尾椎前端

督脈循行圖

第三章

靜功修煉概念與要訣

一、如何找到時間修煉無極養生氣功？

常常一些學生很想修煉氣功養生，卻常常因為太過於忙碌，而找不到時間可以修煉氣功，然後一直將修煉氣功的這份機緣向後延期，其實，任何人，不管有多少事情需要你處理，非你不可，也都可以找到時間修煉「無極養生氣功」，這是修煉「無極養生氣功」的一大優勢。

例如：在開會的時候，你可以修煉「無極養生氣功」，而此舉卻不會使你錯失了重要的會議，同時又可以修煉氣功補充元氣。

在搭公車或是等公車的時間，你可以修煉「無極養生氣功」，而此舉不但不會使你錯失了上班的時間或是延誤了重要的約會，同時又可以修煉氣功補充元氣。

當你在思考、在創作、在考試、在上課、甚至在走路、看電視、在電腦桌前等等，你都可以修煉「無極養生氣功」，就是把修煉氣功成為你日常生活的一部分，不但可養生修補元氣，而且不會影響你日常作息，同時亦可讓你在遇事阻擾或延誤時，不會感覺煩躁不安，這是因為元氣足以安定心神的關係，在重要關鍵需要做決定時，頭腦清晰的你，可以做出正確的抉擇。

學習著把修煉氣功融入生活之中，在你所認為忙碌、消耗元氣的時候，反而可以修煉氣功，補足元氣，使得日常的工作、生活都可以更得心應手，遇到負向的能量時，都能不被影響，在需要定神修心的時候，在隨

時可以補充的情形下，反而成為修煉氣功的最佳時機。

　　想要修煉氣功，並不是想像中的難，或是需要很多的時間，才得以修煉的，在初創『無極養生氣功』之際，就已將現代人的忙碌生活、工作列入考量之中了，唯有將如此簡易科學循序漸進的方式修煉氣功，才能將氣功普及，將氣功的好處推廣大眾，如今，修煉氣功唯一最需要的只是一顆想修煉的心即可，只要擁有這顆想修煉的心，那麼，修煉氣功之路，無論老少或是生活、工作忙碌等等，都是條康莊大道，任你輕鬆浸潤其中。

二、如何修煉靜功？

修煉靜功時必須注意下列事項：

1. 修煉靜功所坐的椅子

　　須注意椅子的高度，椅子的高度要剛好是雙腳可以輕鬆的平踩到地上，椅子的軟硬度要適中，不要太軟，太軟的椅子會使得身體陷在裡面，身體姿勢不正，容易腰痠背痛，太硬的椅子，坐的不舒服，也會造成無法久坐的困擾。

2. 修煉靜功環境的選擇須注意事項

　　修煉靜功時，建議選擇修煉的環境，以通風空氣良好、環境清潔衛生，並選擇以自己感受最舒服自在放鬆安全的環境下修煉是最為恰當，因為需要專注一念，避

免受到干擾。

3. 修煉的時間

修煉「無極養生氣功」一般來說沒有太多的禁忌，尚未打通任督二脈者，除了飯後半小時、洗澡及劇烈運動後半小時內不適宜修煉；已打通任督二脈者則無此禁忌，小撇步就是盡量選擇修煉的時間不容易被打擾，因為修煉中被意外打擾，那麼要再重整思緒再靜心修煉，不但增加修煉的時間，也容易造成事倍功半。

但是，基礎班修煉完成者，則可隨時隨地修煉，沒有時間場地的限制，隨時補充元氣。

4. 修煉時所穿著的衣物

建議以寬鬆舒適為主，吸汗透氣的衣物最佳，衣物的保暖度，以自我感覺舒適為主，這樣則可避免影響修煉時的不舒適，因而中斷。重要的是要能讓身體感覺放鬆自在。

5. 修煉靜功的姿勢

基礎班初學者修煉靜功的方式以坐姿為主，坐椅面三分之一，雙腳與肩同寬，雙手自然放置於大腿上，腰放鬆但要挺直，讓腰與身體成為一直線，修煉功法時，能量運行才能順暢，否則因為坐姿不確實，而造成能量運行緩慢或停滯，就會浪費能量浪費時間，造成困擾，而使得修煉中斷。有些學員日常生活習慣中坐姿會有彎

腰駝背的現象，要記得時時提醒自己，或者把雙手手掌盡量放靠近身體大腿上的前端，腰背會自然挺直，四肢與肩膀自然放鬆，舌頭輕頂上顎，頭放正，讓頭部以上也與身體成為一直線，基礎班的學員在剛開始修煉靜功時，常常會忘記舌頂上顎這個動作，其實也並無妨礙，能量一樣會運行，只是會多浪費幾秒鐘繞道而行，剛開始修煉差異是不大，而且能量一樣會運行無礙，無庸過於擔憂，但是以長期而言就會多浪費許多功力。

例如說每次能量運行一次就多出兩至三秒的時間，那麼運行十次就多出二、三十秒，若以長期修煉下來同樣修煉一年的功力，此時的差異性就比較大了，因此還是建議學員要提醒自己做這個動作。

如果修煉時，忘了舌頂上顎這個動作，不需要中斷修煉，只要在下一循環時，記得補上這個動作即可。

6. 修煉靜功時的呼吸

所謂的氣功顧名思義就是控制氣的功夫，以意念觀想控制呼吸的深淺快慢，修煉靜功時，選擇適宜的環境，良好的穿著，正確的姿勢，以放鬆的心情專注在吸吐上，注意力集中於能量的運行，放空心中雜念，以鼻吸氣吐氣，用意念引導能量運行，當腦中雜念太多時，就容易心浮氣躁，而無法定心修煉，可以運用人體的聽的感官，播放能讓自己放鬆靜心的音樂，也會有所幫助；吸氣與吐氣之間，要維持平衡，同時以深、慢、細、長為原則，萬不可上氣不接下氣，若是有感覺上氣

不接下氣時，無須中斷修煉，可先行讓自己調整呼吸，直到吸吐之間平緩，再開始一循環修煉即可。

　　一般建議每日修煉十五分鐘以上，如此修煉，可排除身體的負向能量，提升正向能量，使頭腦清晰，神清氣爽，進而啟動身體自我修復機制。

三、如何擁有持續修煉不間斷的心？

　　我的學生，在開始修煉氣功之後，正向的能量就開始愈來愈強，想更進一步的心念，也開始變得愈來愈急切，因此常有學生問我，如何讓自己的功力快速的提升？如何讓身體的復原能力再增強？如何讓自己遠離負向能量？如何抵擋負向能量？如何幫助他人？……等不勝列舉，其實，能發出這麼多的問題，表示你的身體、心靈，都開始更進一步提升，而這提升的唯一條件就是擁有一顆「持續修煉不間斷的心」，只要能擁有一顆這樣的心，最終一定都會有豐盛的收穫。

　　為了鼓勵，方便學員修煉，目前的氣功教室，不論在新竹、台北、台中等研習中心，都是長時間的開放學員修煉、教學。任何人在修煉的過程中，總會有需要解惑、引導、鼓勵，都可以隨時上部落格留言，甚至來電找我，更期望無論是修煉中，或是教學課程結束的學員，隨時歡迎你來教室修煉，只要發揮正向的能量，就能做出正確的抉擇，就會擁有這顆「持續修煉不間斷的心」，而豐盛的收穫亦不遠矣。

第四章

十二經脈循行概述
與
十二經脈動功功法

（含無極養生之十二經脈敲擊法）

一、手太陰肺經

　　與手陽明大腸經互為表裡；流注時辰：早晨三時至五時。

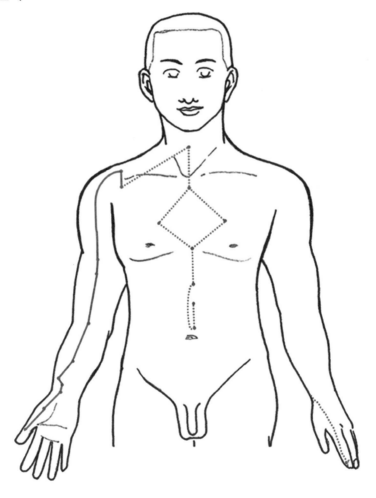

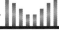

循行路徑

　　肺手太陰之脈，起於中焦，下絡大腸，還循胃口，上膈屬肺，從肺系橫出腋下，下循臑內，行少陰、心主之前，下肘中，循臂內上骨下廉，入寸口，上魚，循魚際，出大指之端；其支者，從腕後直出次指內廉，出其端。

循行穴道：共十一穴

　　中府：仰臥，鎖骨下取第一、二肋間，前正中線外開六寸，肋間是穴。

　　雲門：按取鎖骨之外端與肋骨間之凹陷；坐則平舉手取之。

　　天府：正坐，以手伸直，用鼻尖點墨到處是穴；或兩手下垂，與乳相平處是穴

　　俠白：尺澤上量五寸取之。

　　尺澤：肘中屈臂橫紋中，兩筋骨陷中偏橈側。

　　孔最：腕側橫紋上七寸，直對尺澤穴取之。

　　列缺：腕關節上一寸五分，橈骨莖突之上部。或兩手虎口交叉，食指盡處，尋之骨筋隙中是穴

　　經渠：橈骨莖突內緣，腕橫紋上一寸，寸口動脈陷中。

　　太淵：腕關節之橈側，寸口橫紋頭動脈陷中。

　　魚際：平掌，拇指本節後第一掌骨中點赤白肉際。

　　少商：拇指第一節橈側，去指甲角約一分。

手太陰肺經之簡述

肺經為五臟之一，西風生於秋，病在肺，俞在肩背；肺者，氣之本，魄之處也，其華在毛，其充在皮，為陽中之太陰，通於秋氣。西方白色，入通於肺，開竅於鼻，藏精於肺，故病在背，其味辛，其類金。肺為牝臟，其色白，其時秋，宜食苦。肺氣通於鼻，肺和則鼻能知臭香矣，岐伯曰：「鼻者，肺之官也。故肺病者，喘息鼻張。」

秋天是保養肺經最好的季節，肺系指喉嚨（肺系指與肺相連的氣管、喉嚨等組織），若是此經脈有邪氣入侵，則會有咳嗽、氣喘、缺盆疼痛、鼻子不通、掌中發熱、小便顏色有異等症狀。

手太陰肺經之保養方式

建議可每日修煉無極養生氣功功法之大周天及小周天（即任督二脈之循行）、無極養生氣功功法之打通手太陰肺經功法，無極甩手功法（睡前一個小時不要甩），無極養生氣功之十二經絡綜合拍打功拍打肺經。

手太陰肺經之動功功法（式一）

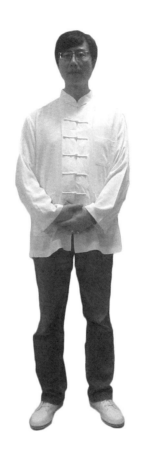

　　1. 蝴蝶扣（雙手手掌放置丹田處，右手掌在丹田處，左手掌放置於右手手掌之上）

　　2. 雙腳與肩寬，膝蓋放鬆。

　　3. 吸氣至丹田，小周天行走三次。

手太陰肺經之動功功法（式二）

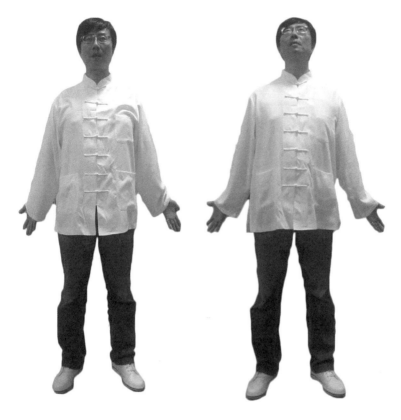

　　1. 慢慢吸氣後再慢慢吐氣，吐氣時間與吸氣時間一致，每一秒數息一次計算吐氣時間。

　　2. 吐氣時雙手手掌慢慢向下身體兩旁延伸，意念集中雙手大拇指，能量在胸部緩緩擴展開、頭向後仰，眼睛向上四十五度角凝望，露出喉嚨，至全身伸展後，閉氣三秒。

手太陰肺經之動功功法（式三）

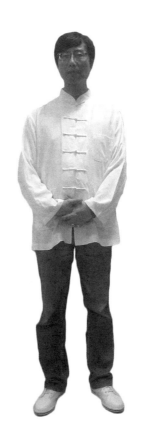

　　1. 緩緩吸氣，注意數息，身體慢慢恢復站姿，雙手回復蝴蝶扣姿勢，同時意念集中丹田。至此完成一回合手太陰肺經之動功功法。

　　2. 重複（式一）至（式三）動作，結束時請收功。

手太陰肺經之敲擊法

第一式

由右手握虛拳，敲擊左手陰面，由大拇指開始往上以不痛為原則緩緩敲擊至左邊雲門穴，用手指按壓膻中穴三秒。

再換左手握虛拳，敲擊右手陰面，由右邊的雲門穴開始往下敲擊以不痛為原則，緩緩敲擊至大拇指。

第二式

由右手握虛拳，敲擊左手陰面，由左邊的雲門穴開始往下敲擊至大拇指，用手指按壓膻中穴，再換左手握虛拳，敲擊右手陰面，由右邊的雲門穴開始往下敲擊至大拇指。

【注意】

★不需配合呼吸，看電視聊天，均可練習，敲擊時力道不需太重，若敲擊至痛點時，以不痛為原則，緩緩多敲擊幾次。

★曾經開刀或動過手術者，不適宜。

二、手陽明大腸經

與手太陰肺經互為表裡；流注時辰：早晨五時至七時。

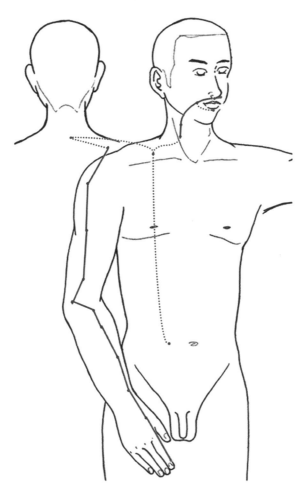

循行路徑

大腸手陽明之脈，起於大指次指之端，循指上廉，出合谷兩骨之間，上入兩筋之中、循臂上廉，入肘外廉，上臑（ㄖㄨˊ）外前廉，上肩，出髃（ㄩˇ）骨之前廉，上出於柱骨之會上，下入缺盆，絡肺，下膈，屬大腸。其支者，從缺盆上頸，貫頰，入下齒中，還出挾（ㄒㄧㄚˊ）口交人中，左之右，右之左，上挾鼻孔。

循行穴道：共二十穴

商陽：食指端去爪甲一分許。

二間：在食指本節前內側陷中。

三間：食指本節後內側凹陷中。

合谷：第一掌骨與第二掌骨接合部之前凹陷中。

陽谿（ㄒㄧ）：手腕橫紋之橈側兩筋間。拇指翹起可見。

偏歷：橈側腕關節橫紋之上3寸。

溫溜：橈側腕後5寸，當曲池與陽谿中間。

下廉：曲池下4寸。

上廉：曲池下3寸。

手三里：曲池下2寸。按之銳肉之端。

曲池：肘關節骨邊，屈肘橫紋之外頭陷凹中。

肘髎（ㄌㄧㄠˊ）：曲肘，從曲池向肘外折量1.5寸，肘大骨外廉陷中。

手五里：曲肘，曲池橫紋尖盡處上約3寸，前廉與

大筋中。

　　臂臑：曲池上7寸。

　　肩髃：手平舉，舉臂有空陷，當肩端兩骨罅間，肩尖下寸許是穴。

　　巨骨：鎖骨與肩胛棘之接合點，指壓凹陷中。

　　天鼎：側頸部，頸大肌後緣，扶突下1寸。

　　扶突：側頸部，結喉外3寸。

　　禾髎：鼻孔直下，人中旁5分。

　　迎香：鼻旁5分，鼻唇溝中。

手陽明大腸經之簡述

　　大腸經為六腑之一，早上的五時至七時是大腸機能正常工作的時間，負責人體廢物的代謝，排便是否正常，排便次數的多寡、軟硬程度，有無便秘或者腹瀉等等各種異常徵狀，這都是人體新陳代謝是否正常的一個觀察指標，是不容輕忽的；大腸經其一般病徵與肺經相似，若有邪氣入侵，則齒痛頸腫，目黃，口乾，流鼻血，喉嚨痛，肩臂痠痛，拇指食指痛而不用。

手陽明大腸經之保養方式

　　建議可每日修煉無極養生氣功功法之大周天及小周天（即任督二脈之循行）、無極養生氣功功法之打通手陽明大腸經功法、無極甩手功法（睡前一個小時不要甩）、無極養生氣功之十二經絡綜合拍打功拍打大腸經，睡前可修煉無極養生氣功精髓功法之太極運轉功。

手陽明大腸經之動功功法（式一）

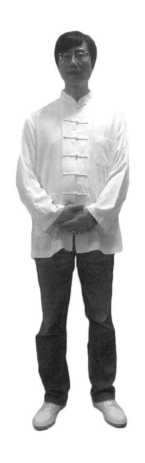

　　1. 蝴蝶扣（雙手手掌放置丹田處，右手掌在丹田
處，左手掌放置於右手手掌之上）。
　　2. 雙腳與肩寬，膝蓋放鬆。
　　3. 吸氣至丹田，小周天行走三次。

手陽明大腸經之動功功法（式二）

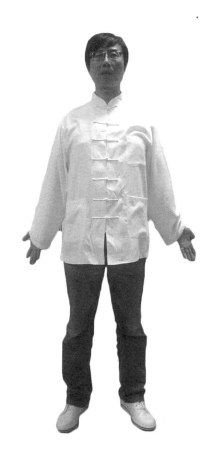

　　慢慢吸氣後再慢慢吐氣，吐氣時間與吸氣時間一致，每一秒數息一次計算吐氣時間。吐氣同時掌心向前方，雙手慢慢向下方，置於身體兩側。

手陽明大腸經之動功功法（式三）

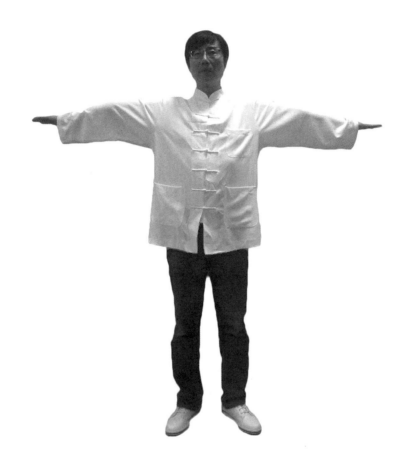

　　緩緩吸氣，注意數息，同時觀想能量集中雙手食指，雙手慢慢向身體兩側向上伸展，直至與肩同高。

手陽明大腸經之動功功法（式四）

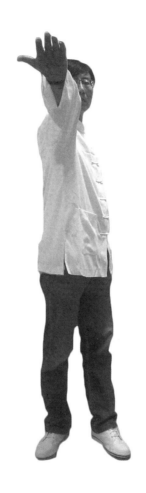

　　緩緩吐氣，注意數息，身體慢慢的向左轉，雙手保持原來姿勢，維持右手在前，左手在後，直至雙手成一前一後如直線。

手陽明大腸經之動功功法（式五）

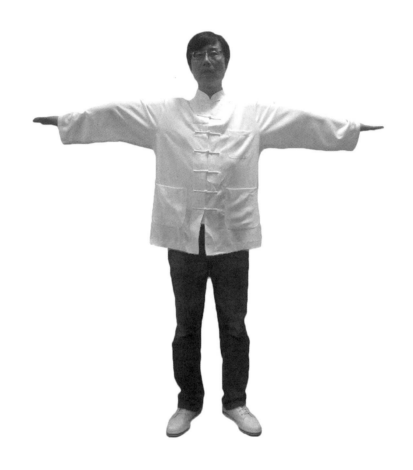

　　緩緩吸氣，注意數息，同時身體回到中心點，雙手維持原來姿勢，雙手一左一右呈一橫線。

手陽明大腸經之動功功法（式六）

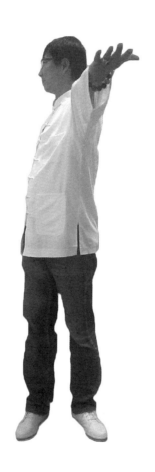

　　緩緩吐氣，注意數息，同時身體向右轉，雙手維持原來姿勢，保持左手在前，右手在後，直至雙手成一前一後如直線。

手陽明大腸經之動功功法（式七）

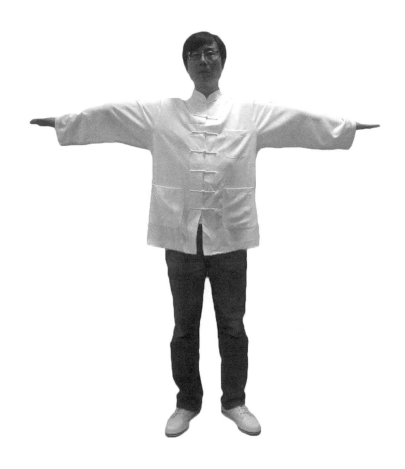

　　緩緩吸氣，注意數息，同時身體慢慢回正，雙手維持原來姿勢，一左一右呈一橫線。

手陽明大腸經之動功功法（式八）

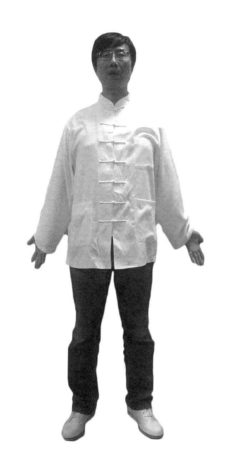

　　緩緩吐氣，注意數息，同時雙手緩緩向下，於身體兩側慢慢放鬆。

手陽明大腸經之動功功法（式九）

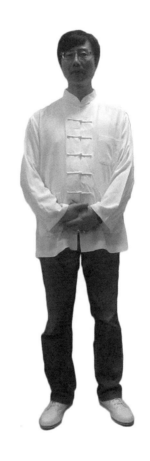

1. 緩緩吸氣，注意數息，身體慢慢恢復站姿，雙手回復蝴蝶扣姿勢，同時意念集中丹田。至此完成一回合手陽明大腸經之動功功法。

2. 重複（式一）至（式九）動作，結束時請收功。

手陽明大腸經之敲擊法

第一式

由右手握虛拳，敲擊左手陽面，由手背之食指向上敲擊，以不痛為原則，沿著手臂敲至肩膀，按壓鼻翼兩側，再換左手握虛拳，以不痛為原則，敲擊右手陽面，沿肩膀往下敲擊，順著手臂敲至食指。

第二式

由右手握虛拳，敲擊左手陽面，以不痛為原則，由肩膀往下敲擊，沿著手臂敲至手背，按壓鼻翼兩側，再換左手握虛拳，敲擊右手陽面，以不痛為原則，由肩膀往下敲擊，沿著手臂敲至手背。

【注意】

★不需配合呼吸，看電視聊天，均可練習，敲擊時力道不需太重，若敲擊至痛點時，可以不痛為原則，多敲擊幾次。

★曾經開刀或動過手術者，不適宜。

三、足陽明胃經

　　與足太陰脾經互為表裡；流注時辰：早晨七時至九時。

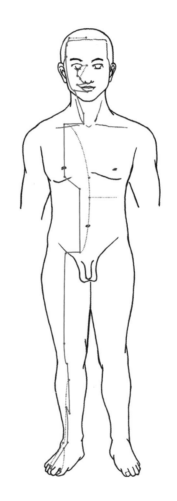

循行路徑

　　足陽明之脈，起於鼻之交頞（さ丶指鼻之山根，兩眼之間），旁納太陽之脈，下循鼻外，入上齒中，還出挾口還唇，下交承漿，卻循頤（臉頰）後下廉，出大迎，循頰車，上耳前，過客主人，循髮際，至額顱；其支者，從大迎前下人迎，循喉嚨，入缺盆，下膈屬胃絡脾；其直者，從缺盆下乳內廉，下挾臍，入氣街中；其支者，起於胃口，下循腹裡，下至氣街中而合，以下髀關，抵伏兔，下膝臏（膝蓋）中，下循脛外廉，下足跗（ㄈㄨ腳背），入中指內間；其支者，下廉三寸而別，下入中指外間；其支者，別跗上，入大指間，出其端。

循行穴道：共四十五穴

　　承泣：目下7分，瞳子直下取之，在目眶骨上內陷中。

　　四白：目下1寸，對直瞳子，當顴骨孔內。

　　巨髎：瞳子直下，鼻孔之旁8分。

　　地倉：在口角之外方4分處，上與眼珠相垂直，旁尋鼻唇溝延長線交叉。

　　大迎：下顎骨曲隅前方1.3寸，骨邊陷中。

　　頰車：耳下8分，下顎骨曲頰端近前陷中，咬緊牙齒有嚼肌彈起，按之痠脹難忍。

　　下關：顴骨弓之下緣的三角凹陷，張口有骨彈起，即是穴位。

頭維：前髮際兩側額角入髮際之角尖處是穴。

人迎：在前頸部，結喉旁1.5寸。

水突：人迎與氣舍之中間，胸鎖乳突肌之內緣。

氣舍：胸鎖關節外上方，胸鎖乳突肌起始處。

缺盆：鎖骨上緣之中央，下與乳頭相對成直線。

氣戶：鎖骨下際之陷窩，適當第一肋之上，去任脈正中線4寸。

庫房：第一肋與第二肋間，去中行4寸（深部為肺臟）。

屋翳（一ヽ）：第二肋與第三肋間，去中行4寸。

膺窗：第三肋與第四肋間，去中行4寸。

乳中：在乳頭之正中，當第四肋與第五肋間（內部為心臟）。

乳根：第五肋與第六肋間，乳中下1.6寸。

不容：在巨闕旁2寸，天樞之上6寸陷中（內部為胃，右方接近肝臟）。

承滿：不容下1寸，上脘旁開2寸（內部為胃及橫結腸）。

梁門：不容下2寸，中脘旁2寸（內部為小腸及橫結腸）。

關門：不容下3寸，建里旁2寸（內部為小腸）。

太乙：天樞穴上2寸，不容下四寸，下脘旁2寸（內部為小腸）。

滑肉門：天樞穴上1寸，水分穴旁2寸（內部為小腸及橫結腸）。

天樞：臍（神闕）旁開2寸（內部有小腸）。

外陵：在天樞下1寸，去中行2寸（內部為小腸）。

大巨：臍下2寸，旁開2寸，與石門平。

水道：大巨下1寸，關元旁開2寸（內部為大腸）。

歸來：天樞之下5寸，曲骨兩旁2寸（內部為腸及膀胱）。

氣衝：歸來下1寸，鼠谿上1寸有動脈應手（內部為膀胱及腸、子宮）。

髀關：在膝蓋骨上緣之上方1.2寸許，與會陰相平。

伏兔：在大腿前面外側，膝蓋骨上緣之上6寸，或跪坐，在膝上6寸按之，本穴當肌腹中央。

陰市：膝蓋骨外上緣與伏兔之中央。

梁丘：由膝蓋骨上際正中線上2寸，往外側1寸，微有凹陷之兩筋間。

犢鼻：在膝蓋骨下，脛之上，膝關節外側凹陷中。

足三里：正坐垂足，犢鼻下量取3寸。

上巨虛：在下腿前外側，三里下3寸，兩筋骨罅中。

條口：在下腿前外側，三里下5寸。

下巨虛：在下腿前外側，三里下6寸，兩筋骨罅中。

豐隆：從犢鼻下量8寸是條口，再從條口外側橫量1寸，腓骨之外緣。

解谿（ㄒㄧ）：足腕關節前面之中央陷中。

衝陽：中足背之最高部，足跗上5寸，陷谷上方3寸。

陷谷：在足次趾外側，本節後陷中，去內庭2寸。

內庭：足次趾外側，本節前陷中，腳叉縫盡處。

厲兌：在足次趾之端，去爪甲如韭葉（約1分）。

足陽明胃經之簡述

胃經為六腑之一，胃經若有寒氣入侵，會有寒顫的情形發生，易倦怠打哈欠，印堂發黑，胃經主血所生病，有因高熱引起的神昏發狂，流鼻血，口唇生乾瘡，頸腫、喉嚨發炎，膝蓋腫痛，小便黃等徵狀。

《內經》曰：「胃中寒，手魚之絡多青矣；胃中有熱，魚際絡赤。」說明了胃中寒、熱可觀察魚際穴。

《素問》曰：「五臟者，皆稟氣于胃，胃者，五臟之本也。」又曰：「胃者，水穀之海，六府之大源也。五味入口，藏於胃，以養五藏氣。是以五藏六府之氣味，皆出於胃。」又曰：「四肢皆稟氣於胃。胃者，土也。」這說明了胃是人體的五臟六腑的營養能量的供應的來源，如果胃的營養能量不足以供應人體五臟六腑乃至於四肢，五臟六腑不能正常運作，則百病生矣。

足陽明胃經之保養方式

建議可每日修煉無極養生氣功功法之大周天及小周天（即任督二脈之循行）、無極養生氣功功法之打通足陽明胃經功法，無極甩手功法（睡前一個小時不要甩），無極養生氣功之十二經絡綜合拍打功拍打胃經。

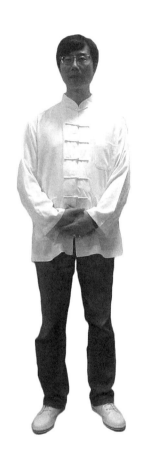

足陽明胃經之動功功法（式一）

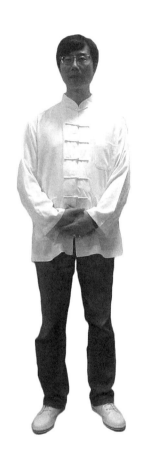

　　1. 蝴蝶扣（雙手手掌放置丹田處，右手掌在丹田處，左手掌放置於右手手掌之上）。
　　2. 雙腳與肩寬，膝蓋放鬆。
　　3. 吸氣至丹田，小周天行走三次。

足陽明胃經之動功功法（式二）

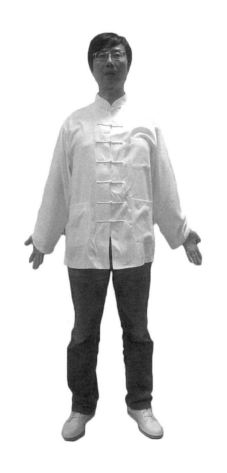

慢慢吸氣後再慢慢吐氣，吐氣時間與吸氣時間一致，每一秒數息一次計算吐氣時間。吐氣同時掌心向前方，雙手慢慢向下方，置於身體兩側。

足陽明胃經之動功功法（式三）

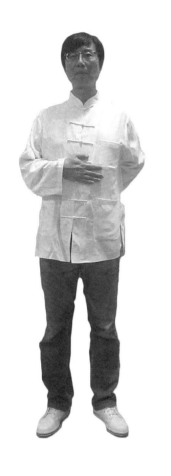
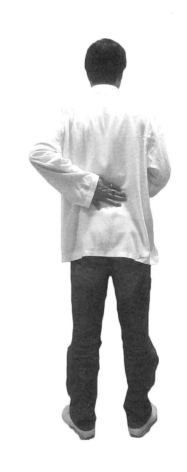

　　緩緩吸氣，注意數息，同時右手放置中脘穴，左手則放置於命門處。

足陽明胃經之動功功法（式四）

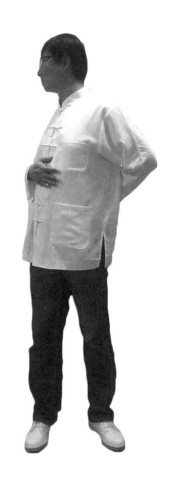

　　緩緩吐氣，注意數息，同時身體慢慢向右轉，頭隨身轉，雙手雙腳維持第三式姿勢，閉氣三秒。

足陽明胃經之動功功法（式五）

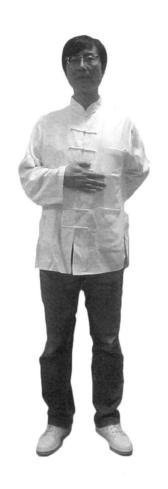

緩緩吸氣，注意數息，同時身體回到正面。

足陽明胃經之動功功法（式六）

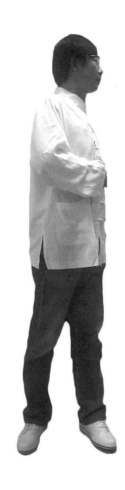

　　緩緩吐氣，注意數息，同時身體慢慢向左轉，頭隨
身轉，雙手雙腳維持第三式姿勢，閉氣三秒。

足陽明胃經之動功功法（式七）

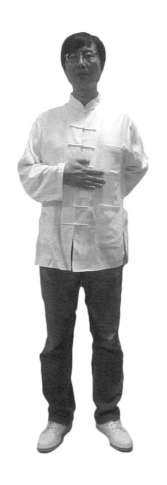

緩緩吸氣，注意數息，同時身體回到正面。

足陽明胃經之動功功法（式八）

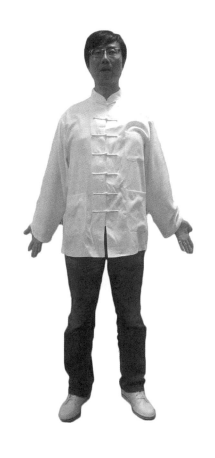

　　緩緩慢慢吐氣，注意數息，同時雙手向下，置身體
兩側放鬆。

足陽明胃經之動功功法（式九）

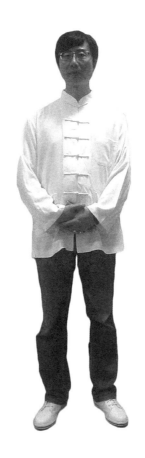

　　1.緩緩吸氣，注意數息，雙手蝴蝶扣，同時身體慢慢向後傾。

　　2.緩緩慢慢吐氣，注意數息，身體回正。至此完成一回合足陽明胃經之動功功法。

　　3.重複（式一）至（式九）動作，結束時請收功。

足陽明胃經之敲擊法

按摩中脘穴，手握虛拳，以不痛為原則，輕輕的敲擊背後胃俞，再雙手敲擊雙腿胃經陽面經絡行經路徑，由上往下敲擊至腳背。

【注意】

★不需配合呼吸，看電視聊天，均可練習，敲擊時力道不需太重，若敲擊至痛點時，可以不痛為原則，多敲擊幾次

★曾經開刀或動過手術者，不適宜。

四、足太陰脾經

　　與足陽明胃經互為表裡；流注時辰：早晨早晨九時至十一時。

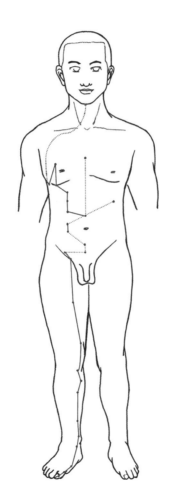

循行路徑

　　脾足太陰之脈，起於大指之端，循指內側白肉際，過核骨後，上內踝前廉，上腨內，循脛骨後，交出厥陰之前，上膝股內前廉，入腹，屬脾絡胃，上膈挾咽，連舌本，散舌下；其支者，復從胃別上膈，注心中。

循行穴道：　**共二十一穴**

　　隱白：足大趾端內側，去爪甲如韭葉。

　　大都：足大趾內側、本節前陷中，骨縫赤白肉際處。

　　太白：足拇趾第二節末端與掌骨相接之名為核骨，其下方赤白肉際陷中。

　　公孫：在足大趾本節後一寸、內踝前陷中。

　　商丘：在足內踝下微前陷中。翹拇指，穴陷處即現

　　三陰交：足內踝上三寸、脛骨後緣陷中。

　　漏谷：三陰交上三寸，即內踝上六寸，脛骨後緣陷中。

　　地機：漏谷上五寸、膝下五寸，內側夾骨陷中。

　　陰陵泉：膝下內側，曲膝橫紋頭陷中。與陽陵泉相對，稍高一寸。

　　血海：正坐屈膝，膝之內側，膝臏上二寸。

　　箕門：在大腿內側，膝蓋骨內側上方八寸兩筋間。

　　衝門：大腿內側腹股溝中，去腹中行三寸半，動脈應手。

　　府舍：衝門上七分，去腹中行三寸半。

　　腹結：府舍上三寸，大橫下一寸三分。

　　大橫：平臍，去腹中行三寸半。

　　腹哀：大橫上約三寸，去腹中行三寸半。

　　食竇：天谿下一寸六分，去胸中行六寸。

　　天谿：乳頭旁2寸，對膻中，去膻中6寸。

　　胸鄉：天谿上一寸六分，去胸中行旁開六寸。

　　周榮：在胸部之側方，中府穴下一寸六分，去胸中行六寸。

　　大包：在側胸部，腋下六寸。

足太陰脾經之簡述

　　脾經乃五臟之一，脾經若病者，則舌僵硬不靈活，食後易嘔吐，胃脹腹疼，常打膈，身體沉重，胃口不好，心煩容易失眠等等。

　　過食甜食者也會使得脾氣上溢，讓人常有口中甘甜的氣味，若不改善則會導致消渴症出現。

　　《靈樞》曰：「脾為牡臟，其色其黃，其時長夏，其味甘。」

　　《素問》曰：「脾臟者，藏著胃土之精華能量也。」又曰：「脾色黃，宜食鹹。」「脾者土也，治中央，常以四時長四藏，各十八寄治，不得獨主于時也，脾臟者，藏著為土之精，土者，是生養萬物而法天地。故上下治頭足，不得主時也。」脾屬土，像是中央主管機關，不論四季都得運作，脾臟藏著土的精華，土是孕育萬物生長的根本，所以這些營養能量從頭到腳都要照顧

的到才行。

《黃帝內經》曰：「脾氣通於口，脾和則口能知五穀矣。」又曰：「口唇者，脾之官也。脾病者，唇黃。」

脾為氣血之本，主運化，主升清，主統血，與胃是人體的消化器官，能將營養輸送五臟六腑四肢全身，如若氣血能量營養不足則四肢無力。《素問》曰：「脾之合，肉也，其榮，唇也，其主。」說的就是這個道理，又曰：「諸濕腫滿，皆屬於脾」，所以皮膚四肢浮腫也正是脾的問題。

足太陰脾經之保養方式

建議可每日修煉無極養生氣功功法之大周天及小周天（即任督二脈之循行）、無極養生氣功功法之打通足太陰脾經功法，無極甩手功法（睡前一個小時不要甩），無極養生氣功之十二經絡綜合拍打功拍打脾經。

足太陰脾經之動功功法（式一）

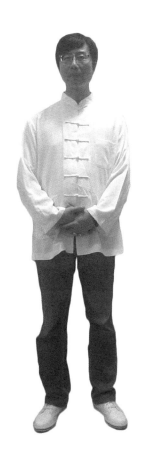

　　1. 蝴蝶扣（雙手手掌放置丹田處，右手掌在丹田處，左手掌放置於右手手掌之上）。

　　2. 雙腳與肩寬，膝蓋放鬆。

　　3. 吸氣至丹田，小周天行走三次。

足太陰脾經之動功功法（式二）

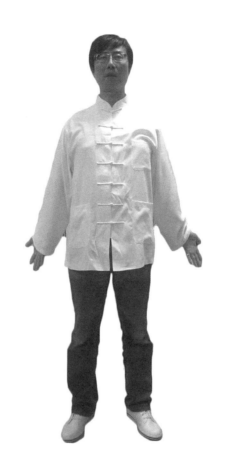

　　慢慢吸氣後再慢慢吐氣，吐氣時間與吸氣時間一致，每一秒數息一次計算吐氣時間。吐氣同時掌心向前方，雙手慢慢向下方，置於身體兩側。

足太陰脾經之動功功法（式三）

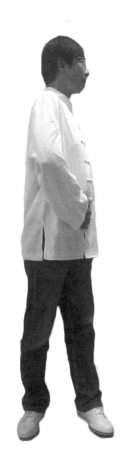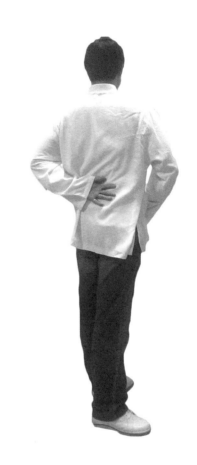

　　緩緩吸氣，同時身體轉向左邊，右手掌心同時拍打關元穴，左手背則拍打命門穴。

足太陰脾經之動功功法（式四）

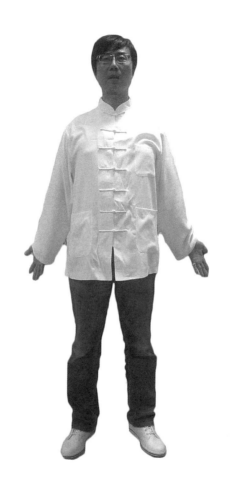

　　緩緩吐氣，注意數息，同時雙手緩緩向下至身體兩側掌心向前。

足太陰脾經之動功功法（式五）

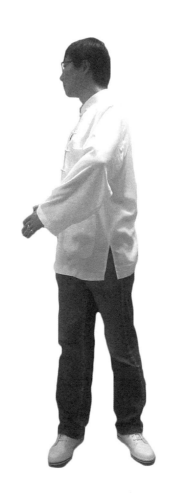

　　緩緩吸氣，身體轉向右邊時，左手掌心同時拍打關元穴，右手背則拍打命門穴。

足太陰脾經之動功功法（式六）

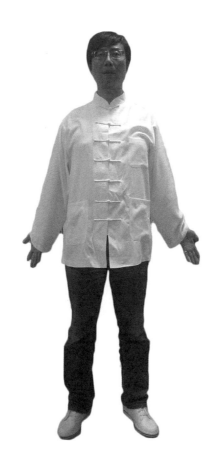

　　緩緩吐氣，注意數息，同時雙手緩緩向下至身體兩側掌心向前。

足太陰脾經之動功功法（式七）

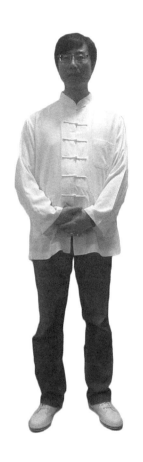

　　1. 緩緩吸氣，注意數息，身體慢慢恢復站姿，雙手回復蝴蝶扣姿勢，同時意念集中丹田。至此完成一回足太陰脾經之動功功法。

　　2. 重複（式一）至（式七）動作，結束時請收功。

足太陰脾經之敲擊法

用手指按壓關元穴，手握虛拳，以不痛為原則，雙手輕輕的敲擊脾經經絡行經路徑，由下往上敲擊。

【注意】

★不需配合呼吸，看電視聊天，均可練習，敲擊時力道不需太重，若敲擊至痛點時，可以不痛為原則，多敲擊幾次

★曾經開刀或動過手術者，不適宜。

五、手少陰心經

與手太陽小腸經互為表裡；流注時辰：十一時至十三時。

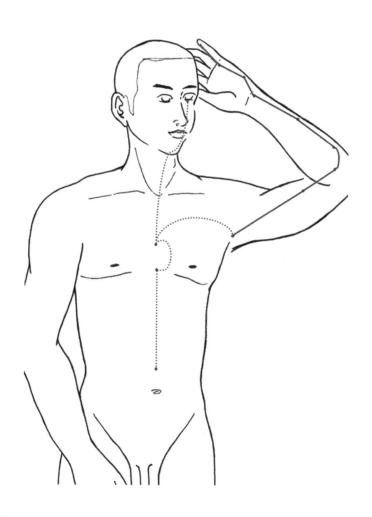

循行路徑

心手少陰之脈，起於心中，出屬心系，下膈絡小腸；其支者，從心系上挾咽，繫目系；其直者，復從心系卻上肺，下出腋，下循臑內後廉，行手太陰心主之後，下肘內，循臂內後廉，抵掌後銳骨之端，入掌內後廉，循小指之內，出其端。

循行穴道：**共九穴**

極泉：臂內腋窩中，兩筋間。

青靈：肘上三寸。

少海：肘關節之內側，肘內橫紋頭盡處，去肘端五分陷中。

靈道：掌後尺側腕關節橫紋上 1.5 寸。使掌後仰，穴在溝中。

通里：靈道下行五分。

陰郄（ㄒㄧˋ）：通里下五分。

神門：在掌後尺側，銳骨（尺骨頭）端陷中。

少府：掌側第 4、5 掌骨之間陷中。屈小指頭取之，與勞宮平。

少衝：手小指內側，去爪甲角如韭葉（約一分）。與爪甲角外側少澤相對。

手少陰心經之簡述

心經乃五臟之一，心經若入邪氣，則喉嚨乾燥，口

渴欲飲，心痛，腋下至腰上的部分痛（脇肋作痛），眼睛黃、易疲勞，手臂痛（沿心經所過區疼痛），掌中熱痛等等徵狀。

《靈樞》曰：「舌者，心之官也。心病者，舌捲短，顴赤。」

《素問》曰：「心者，君主之官，神明出焉。」又曰：「心者，生之本，神之變也，其華在面，其充在血脈，為陽中之太陽，通於夏氣。」又曰：「南方赤色，入通于心，開竅於耳，藏精於心，故病在五臟；其味苦，其類火。」又曰：「心色赤，宜食酸。」

心者，如身體之君主，如神靈般，顯現心在人體主宰的地位，心主血脈，血脈的能量充盈於面部及五臟六腑表裡。

賢能健康的君主能使人體各個器官各其所司，互助協調相容，使之天下太平、壽與形全；如若不然，君主昏庸，則天下大亂，性命堪憂。

手少陰心經之保養方式

建議可每日修煉無極養生氣功功法之大周天及小周天（即任督二脈之循行）、無極養生氣功功法之打通手少陰心經功法，無極甩手功法（睡前一個小時不要甩），無極養生氣功之十二經絡綜合拍打功拍打心經。

手少陰心經之動功功法（式一）

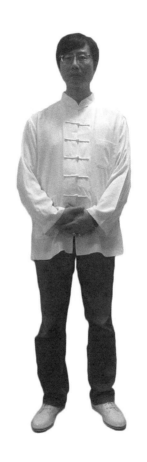

　　1. 蝴蝶扣（雙手手掌放置丹田處，右手掌在丹田處，左手掌放置於右手手掌之上）。

　　2. 雙腳與肩寬，膝蓋放鬆。

　　3. 吸氣至丹田，小周天行走三次。

手少陰心經之動功功法（式二）

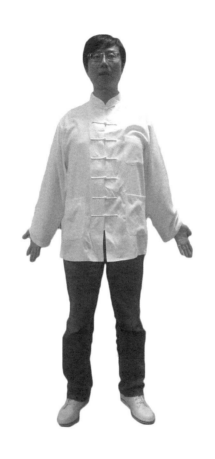

　　慢慢吸氣後再慢慢吐氣，吐氣時間與吸氣時間一致，每一秒數息一次計算吐氣時間。吐氣同時掌心向前方，雙手慢慢向下方，置於身體兩側。意念集中小指，閉氣三秒。

手少陰心經之動功功法（式三）

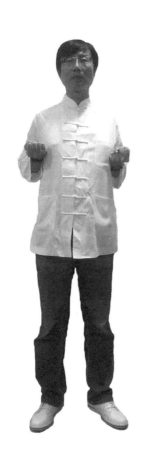 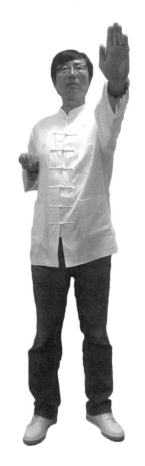

　　1. 緩緩吸氣，注意數息，同時掌心朝上，雙手慢慢
彎曲，雙手握拳，置於胸旁兩側。

　　2. 緩緩吐氣，注意數息，同時左手慢慢向前伸直，
掌心向外，意念集中小指，閉氣三秒。

手少陰心經之動功功法（式四）

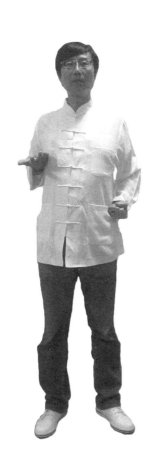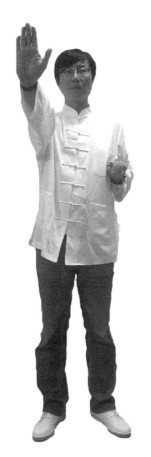

　　1. 緩緩吸氣，注意數息，同時左手慢慢握拳拉回身體之丹田旁側。

　　2. 緩緩吐氣，注意數息，同時右手慢慢向前伸直，掌心向外，意念集中小指，閉氣三秒。

手少陰心經之動功功法（式五）

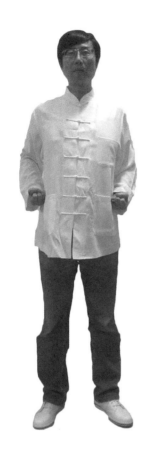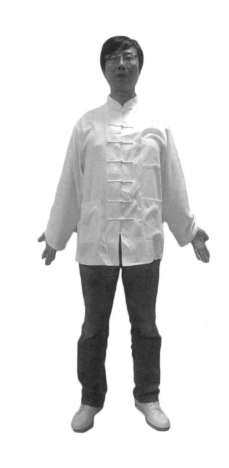

1. 緩緩吸氣，注意數息，同時右手慢慢握拳拉回身體之丹田旁側。

2. 緩緩吐氣，注意數息，同時雙手向下，置於身體兩側，意念集中小指，閉氣三秒。

手少陰心經之動功功法（式六）

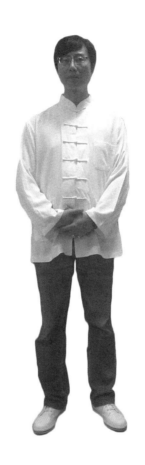

　　1. 緩緩吸氣，注意數息，身體慢慢恢復站姿，雙手回復蝴蝶扣姿勢，同時意念集中丹田。至此完成一回手少陰心經之動功功法。

　　2. 重複（式一）至（式六）動作，結束時請收功。

手少陰心經之敲擊法

第一式

由右手握虛拳，以不痛為原則，敲擊左手陰面，由小指開始往上敲擊至極泉穴，用手指按壓膻中穴，再換左手握虛拳，以不痛為原則，敲擊右手陰面，由右邊的極泉穴，沿著手臂內側敲至小指。

第二式

由右手握虛拳，敲擊左手陰面，由極泉穴往下敲擊，沿著手臂內側敲至小指，用手指按壓膻中穴，再換左手握虛拳，敲擊右手陰面，由右邊的極泉穴，沿著手臂內側敲至小指。

【注意】

★不需配合呼吸，看電視聊天，均可練習，敲擊時力道不需太重，若敲擊至痛點時，可以不痛為原則，多敲擊幾次。

★曾經開刀或動過手術者，不適宜。

★心經流通人體的時辰為十一時至十三時，此時不宜修煉。

六、手太陽小腸經

　　與手少陰心經互為表裡；流注時辰：十三時至十五時。

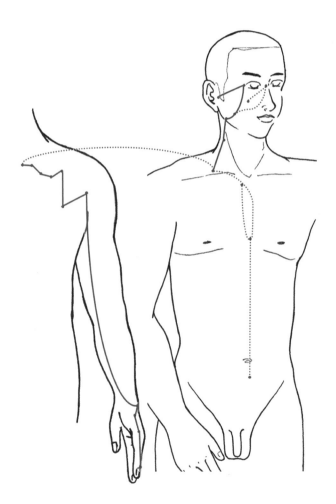

循行路徑

小腸手太陽之脈，起於小指之端，循手外側，上腕，出踝中，直上循臂骨下廉，出肘內側兩筋之間，上循臑外後廉，出肩解，繞肩胛，交肩上，入缺盆，絡心，循咽，下膈，抵胃，屬小腸；其支者，從缺盆循頸上頰，至目銳眥，卻入耳中；其支者，別頰上䪼（目下為䪼），抵鼻，至目內眥，斜絡於顴。

循行穴道： 共十九穴

少澤：手小指端外側去爪甲下一分陷中。

前谷：手小指外側本節前陷中。

後谿：手小指外側，本節後，骨邊陷中。

腕骨：第五掌骨與鉤狀骨之間。

陽谷：手掌外側腕中，尺骨莖突下際陷中。

養老：掌後仰，再將掌向內反轉，於尺、橈骨中間的縫隙。

支正：去腕後陽谷上五寸。

小海：肘部現三肘頂，中內二肘為正三角形之底邊，另一頂點是穴。

肩貞：當臑俞之下，腋縫直上陷中，腋橫紋上2寸。

臑俞：肩髃之後，肩貞之上。

天宗：肩胛棘正中之下際陷中，秉風之下。

秉風：肩胛棘正中之上。

曲垣：肩胛棘上方起始部，在肩外俞、秉風之間。

肩外俞：去脊大杼穴傍開三寸陷中。

肩中俞：督脈之大椎穴傍開二寸陷中。

天窗：天容之直下，扶突旁五分，頸大筋之後。

天容：頸大筋之前凹陷處。

顴髎：瞳子髎直下，顴骨下緣陷中，與迎香平。

聽宮：耳珠前方陷中，張口有空。

手太陽小腸經之簡述

小腸經是六腑之一，小腸經若是經邪氣入侵，容易喉嚨痛，頭、肩頸僵硬痠痛，聽覺弱，目黃，臉頰腫等等徵狀。

《靈樞》曰：「小腸病者，小腹痛，腰脊控睪而痛，時窘之後，當耳前熱，若寒甚，若獨肩上熱甚，及手小指次指之間熱，若脈陷者，此其候也。手太陽病也，曲之巨虛下廉。」小腸如果生病的話，小腹痛，腰脊至睪丸疼痛，大小便窘急，耳前發熱，或寒冷，肩上、小指無名指熱，這都是小腸病徵之象。

《素問》曰：「小腸者，受盛之官，化物出焉。」又說小腸是接收胃裡消化的食物，謂之受盛之官，消化之後，吸收精華經脾輸送全身，代謝的殘渣則歸於大腸，這是小腸的生理功能。

手太陽小腸經之保養方式

建議可每日修煉無極養生氣功功法之大周天及小周天（即任督二脈之循行）、無極養生氣功功法之打通手

太陽小腸經功法，無極甩手功法（睡前一個小時不要甩），無極養生氣功之十二經絡綜合拍打功拍打小腸經。

手太陽小腸經之動功功法（式一）

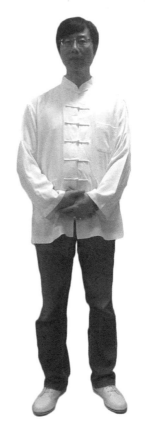

　　1. 蝴蝶扣（雙手手掌放置丹田處，右手掌在丹田處，左手掌放置於右手手掌之上）。

　　2. 雙腳與肩寬，膝蓋放鬆。

　　3. 吸氣至丹田，小周天行走三次。

手太陽小腸經之動功功法（式二）

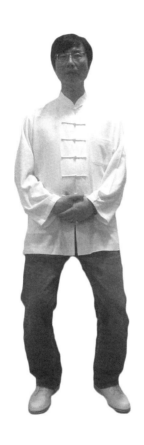

　　1. 緩緩吸氣至丹田處，每一秒數息一次計算吸氣時間。

　　2. 緩緩吐氣，每一秒數息一次計算吐氣時間，吐氣時間與吸氣時間一致，同時雙膝慢慢向下蹲，成蹲馬步狀。

手太陽小腸經之動功功法（式三）

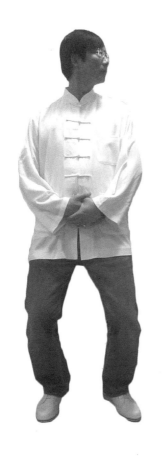
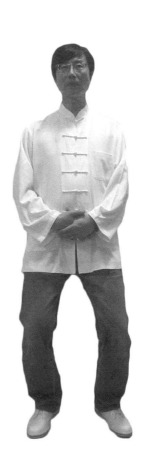

　　1. 緩緩吸氣，注意數息，同時頭向左轉，身體維持不動。

　　2. 緩緩吐氣，注意數息，同時頭部回正。

手太陽小腸經之動功功法（式四）

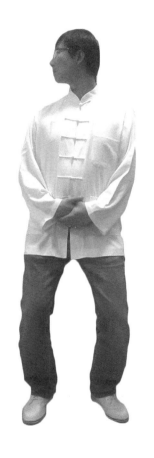
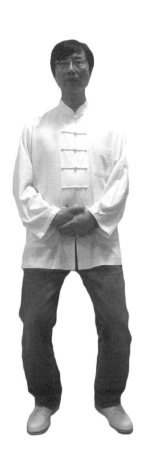

　　1. 緩緩吸氣，注意數息，同時頭向右轉，身體維持不動。

　　2. 緩緩吐氣，注意數息，同時頭部回正。

手太陽小腸經之動功功法（式五）

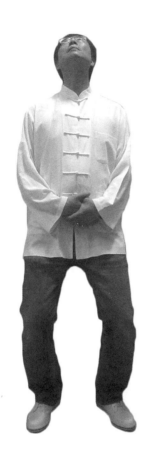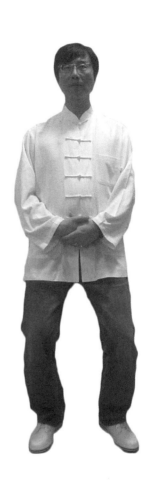

1. 緩緩吸氣，注意數息，同時頭向上抬，身體維持
不動。
2. 緩緩吐氣，注意數息，同時頭部回正。

手太陽小腸經之動功功法（式六）

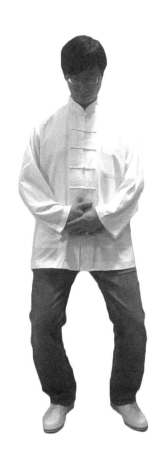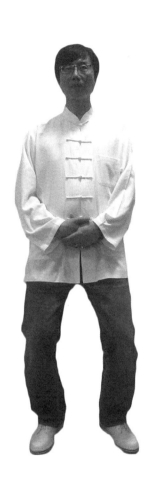

1. 緩緩吸氣，注意數息，同時頭向下看，身體維持不動。

2. 緩緩吐氣，注意數息，同時頭部回正。

手太陽小腸經之動功功法（式七）

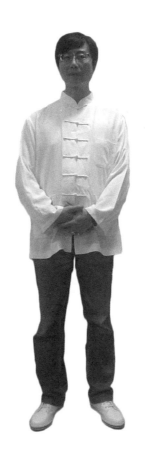

　　1. 緩緩吸氣，注意數息，身體慢慢恢復站姿，雙手回復蝴蝶扣姿勢，同時意念集中丹田。至此完成一回手太陽小腸經之動功功法。

　　2. 重複（式一）至（式七）動作，結束時請收功。

手太陽小腸經之敲擊法

第一式

由右手握虛拳，敲擊左手陽面，由手小指往上敲擊，沿著手臂敲至肩膀，按摩膻中穴，再換左手握虛拳，敲擊右手陽面，由肩膀往下敲擊，沿著手臂敲至手小指。

第二式

由右手握虛拳，敲擊左手陽面，由肩膀往下敲擊，沿著手臂敲至手小指，按摩膻中穴，再換左手握虛拳，敲擊右手陽面，由肩膀往下敲擊，沿著手臂敲至手小指。

【注意】

★不需配合呼吸，看電視聊天，均可練習，敲擊時力道不需太重，若敲擊至痛點時，可以不痛為原則，多敲擊幾次。

★曾經開刀或動過手術者，不適宜。

七、足太陽膀胱經

　　與足少陰腎經互為表裡；流注時辰：十五時至十七時。

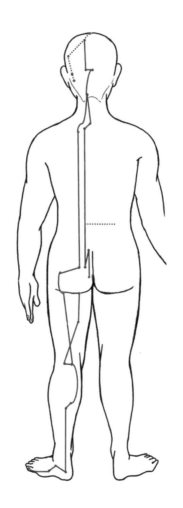

循行路徑

膀胱足太陽之脈，起於目內眥，上額交巔；其支者，從巔至耳上角；其直者，從巔入絡腦，還出別下項，循肩髆（ㄅㄛˊ肩膀）內，挾脊抵腰中，入循膂（ㄌㄩˇ脊骨），絡腎屬膀胱；其支者，從腰中下挾脊貫臀，入膕（ㄍㄨㄛˊ膝的後面）中，其支者，從髆內左右別下貫胛（ㄐㄧㄚˇ肩胛），挾脊內，過髀（ㄅㄧˋ大腿）樞，循髀外從後廉下合膕中，以下貫踹（脛骨）內，出外踝之後，循京骨，至小指外側。

循行穴道：共六十七穴

睛明：目內眥外一分。

攢竹：兩眉毛內端陷中。

眉衝：攢竹直上，入髮際5分，去神庭旁5分。

曲差：攢竹直上，入髮際5分，去神庭旁1.5寸。

五處：曲差上1寸，上星旁1.5寸，入髮際1寸。

承光：五處後1.5寸，去督脈1.5寸。

通天：承光後1.5寸，百會旁開各1.5寸。

絡卻：通天後1.5寸，去督脈1.5寸。

玉枕：絡卻後1.5寸，腦戶旁1.3寸。

天柱：啞門旁1.5寸，當項肌隆起之際。

大杼（ㄓㄨˋ）：項後一椎下，去脊1.5寸陷中。

風門：項後第二椎下，去脊1.5寸。

肺俞：項後第三椎下，去脊1.5寸。

厥陰俞：項後第四椎下，去脊 1.5 寸。

心俞：項後第五椎下，去脊 1.5 寸。

督俞：項後第六椎下，去脊 1.5 寸。

膈俞：項後第七椎下，去脊 1.5 寸。

肝俞：項後第九椎下，去脊 1.5 寸。

膽俞：項後第十椎下，去脊 1.5 寸。

脾俞：背部第 11 椎下，去脊 1.5 寸。

胃俞：背部第 12 椎下，去脊 1.5 寸。

三焦俞：背部第 13 椎下，去脊 1.5 寸。

腎俞：背部第 14 椎下。

氣海俞：背部第 15 椎下。

大腸俞：背部第 16 椎下。

關元俞：背部第 17 椎下。

小腸俞：背部第 18 椎下。

膀胱俞：背部第 19 椎下。

中膂俞：背部第 20 椎下。

白環俞：背部第 21 椎下。

上髎：18 椎下，挾脊陷中，即第一薦骨孔，與小腸俞平行。

次髎：19 椎下，挾脊陷中，即第二薦骨孔，與膀胱俞平行。

中髎：20 椎下，挾脊陷中，即第三薦骨孔，與中膂俞平行。

下髎：21 椎下，挾脊陷中，即第四薦骨孔，與白環俞平行。

會陽：尾氐骨下端旁開5分。

承扶：臀部下溝中央部，即臀下橫紋中。

殷門：大腿後側正中，承扶下六寸。

扶郄（ㄒㄧˋ）：大腿後面，膝膕窩之外上方，委陽上一寸。

委陽：膝膕窩外側，兩筋間，委中外方約二寸。

委中：膝膕窩中央約紋內，動脈應手處。

附分：背部第二胸椎下，去脊3寸。

魄戶：背部第三胸椎下，去脊3寸。

膏盲俞：背部第四胸椎下，去脊3寸。

神堂：正坐，五椎下，神道旁3寸。

譩譆：正坐，六椎下，去脊3寸。

膈關：正坐，七椎下，至陽旁3寸。

魂門：正坐，九椎下，筋縮旁3寸。

陽綱：正坐，10椎下，中樞旁3寸。

意舍：正坐，11椎下，脊中旁3寸。

胃倉：正坐，12椎下，去脊3寸。

盲門：正坐，13椎下（第一腰椎），懸樞旁3寸。

志室：14椎下，命門旁3寸。

胞盲：19椎下（第二薦骨），旁開3寸。

秩邊：21椎下，腰俞旁1.5寸。

合陽：小腿後側正中，委中直下二寸。

承筋：小腿後側正中，腓腸肌中央陷者中。

承山：委中穴下八寸，小腿後側正中，腓腸肌下分肉間陷中。

飛揚：足外踝上方七寸，腓骨後側。

跗（ㄈㄨ）**陽**：足外踝上方三寸，筋骨之間。

崑崙：足外踝後五分，跟骨上陷中，細動脈應手。

僕參：外踝後下方，跟骨下陷中。

申脈：在外踝正下方，當赤白肉際處取穴。

金門：足外踝前下方一寸，申脈前約五分，跟骨與骰子骨間陷中。

京骨：足外側，第五蹠骨突起部之下，赤白肉際陷中。

束骨：足小趾外側本節後，赤白肉際陷中。

通谷：足小趾本節前陷中。

至陰：小趾外側去爪甲角如韭葉。

足太陽膀胱經之簡述

膀胱經乃六腑之一，膀胱經若經氣不暢，不能氣化，則小便不利，小腹腫痛，以手按之有尿液，但不能通利。膀胱經若受外邪干擾，則經氣上衝而頭痛、眼球脹痛、肩頸、背、腰、大腿、腳膝蓋窩、足小指等等部位疼痛疼痛。

《內經》曰：「膀胱者，州都之官，津液藏焉，氣化則能出矣。」膀胱為水腑，乃水液都會之處，故為州都之官。水穀入胃，濟泌別汁，循下焦而滲入膀胱，故膀胱為津液之所藏，氣化則水液營運而出。

《素問》曰：「膀胱不利為癃、不約為遺溺。」膀胱為津液之腑，其利與不利皆由氣化，氣不通利則會尿

不出，膀胱之氣不足無法約束，則有尿失禁的現象，膀胱經與腎經互為表裡，膀胱之氣若不足，亦可補腎氣以利膀胱。

足太陽膀胱經之保養方式

　　建議可每日修煉無極養生氣功功法之大周天及小周天（即任督二脈之循行）、無極養生氣功功法之打通足太陽膀胱經功法，無極甩手功法（睡前一個小時不要甩），可於睡前運用太極運轉功之功法吐氣時將負向能量導引於雙腳足心湧泉穴而出，無極養生氣功之十二經絡綜合拍打功拍打膀胱經。

足太陽膀胱經之動功功法（上式・式一）

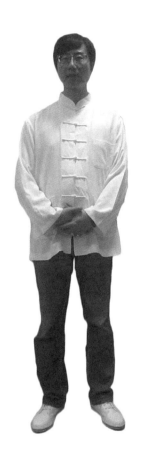

1. 蝴蝶扣（雙手手掌放置丹田處，右手掌在丹田處，左手掌放置於右手手掌之上）。

2. 雙腳與肩寬，膝蓋放鬆。

3. 吸氣至丹田，小周天行走三次。

足太陽膀胱經之動功功法（上式‧式二）

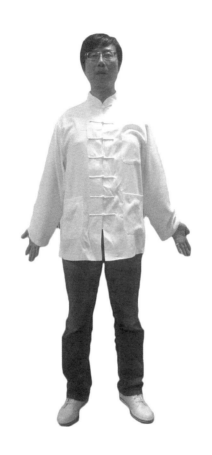

　　慢慢吸氣後再慢慢吐氣，吐氣時間與吸氣時間一致，每一秒數息一次計算吐氣時間。吐氣同時掌心向前方，雙手慢慢向下方，置於身體兩側。

足太陽膀胱經之動功功法（上式・式三）

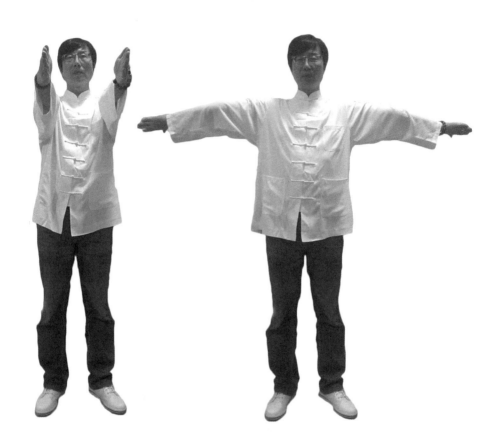

　　緩緩吸氣 ，注意數息，同時雙手慢慢向前伸直與肩
同高，而後向身體兩旁平舉，與肩膀同高，手掌慢慢向
後翻轉，閉氣三秒。

足太陽膀胱經之動功功法（上式・式四）

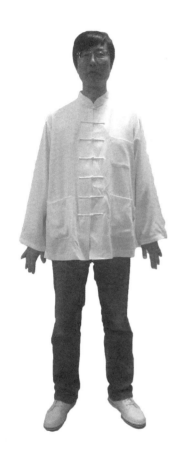
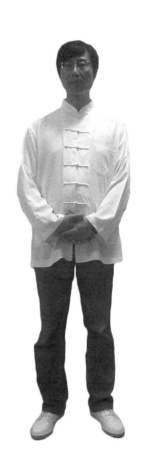

1. 慢慢吐氣，注意數息，雙手置於身體兩側。
2. 緩緩吸氣，注意數息，同時回復蝴蝶扣站姿。
3. 緊接繼續下式。

足太陽膀胱經之動功功法（下式・式一）

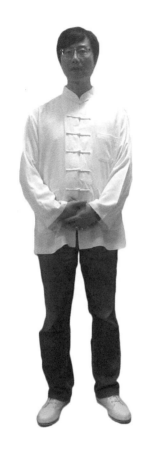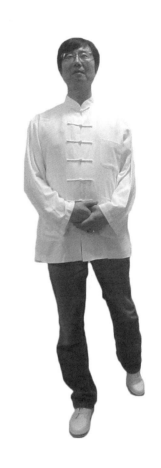

　　1. 蝴蝶扣站姿。緩緩吸氣至丹田，注意數息，同時小腹微微鼓起。

　　2. 慢慢吐氣，注意數息，左腳慢慢向後伸展，腳尖點地，之後，閉氣三秒。

足太陽膀胱經之動功功法（下式・式二）

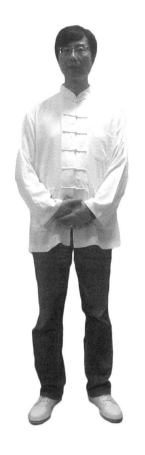
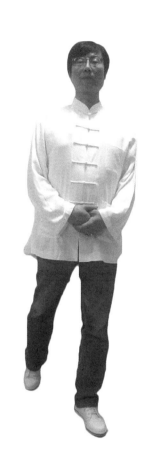

　　1. 緩緩吸氣至丹田，同時回復蝴蝶扣站姿，注意數息，同時小腹微微鼓起。

　　2. 慢慢吐氣，注意數息，右腳慢慢向後伸展，腳尖點地，之後，閉氣三秒。

足太陽膀胱經之動功功法（下式・式三）

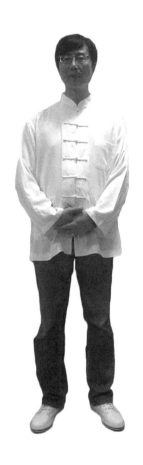

　　1. 慢慢吸氣，注意數息，同時回復站姿，意念集中丹田。至此完成一回手太陽小腸經之動功功法。
　　2. 重複上、下式動作，結束時請收功。

足太陽膀胱經之敲擊法

手握虛拳，輕輕敲擊脊椎兩側，由肩胛上而下，至腳的至陰穴。由於膀胱經位於身體的後方，須由旁人或工具協助。

【注意】

★不需配合呼吸，看電視聊天，均可練習，敲擊時力道不需太重，若敲擊至痛點時，可以不痛為原則，多敲擊幾次。

★曾經開刀或動過手術者，不適宜。

八、足少陰腎經

與足太陽膀胱經互為表裡；流注時辰：十七時至十九時。

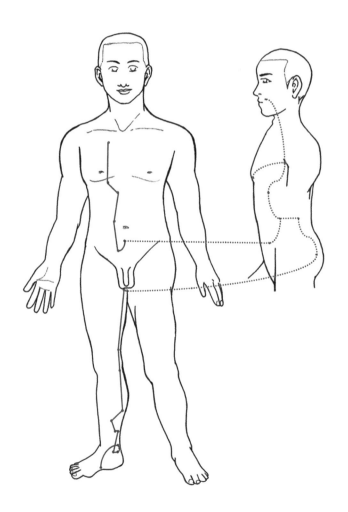

循行路徑

腎足少陰之脈，起於小指之下，邪走足心，出然谷之下，循內踝之後，別入跟中，以上踹（指脛骨）內，出膕（膝的後面）內廉，上股內後廉，貫脊屬腎，絡膀胱；其直者，從腎上貫肝膈（《ㄜˋ膈膜），入肺中，循喉嚨，挾舌本；其支者，從肺出絡心，注胸中。

循行穴道：共二十七穴

湧泉：足掌中心凹陷中。

然谷：足內踝前下方，舟狀骨與楔狀骨關節部之下陷中。

太谿（ㄒㄧ）：足內踝後五分，跟骨上動脈應手陷中。

大鐘：跟骨上際後，外肌腱與跟骨所構成之交角處。

水泉：內踝後下方，太谿下1寸微前。

照海：內踝下緣，為脛骨下端與距骨相接之間。

復溜：內踝上2寸筋骨陷中。

交信：足內踝上二寸，復溜之前，筋骨間。

築賓：足內踝上五寸，腓腸肌內緣，分肉之中。

陰谷：膝關節內側，脛骨頭後上方兩筋之間，委中內側。

橫骨：下腹部，恥骨上際，去腹中行5分（深部為膀胱）。

大赫：下腹部，肓俞下四寸，去腹中行各五分（深部為小腸、膀胱）。

氣穴：下腹部，肓俞下三寸，去腹中行各五分（深部為腸）。

四滿：下腹部，肓俞下 2 寸，去腹中行 5 分（深部為小腸）。

中注：下腹部，肓俞下一寸，去腹中行各五分（深部為小腸）。

肓（ㄏㄨㄤ）**俞**：腹部，臍旁 5 分（即神闕旁 5 分）（內部為腸）。

商曲：上腹部，肓俞上 3 寸，去腹中行 5 分。

石關：上腹部，肓俞上 3 寸，去腹中行 5 分。

陰都：上腹部，肓俞上 4 寸，去腹中行 5 分。

通谷：上腹部，肓俞上 5 寸，去腹中行 5 分（深部為胃胰肝結腸）。

幽門：上腹部，肓俞上 6 寸，去腹中行 5 分（深部為左胃右肝）。

步廊：胸部 5-6 肋間，去胸中行 2 寸，中庭旁 2 寸。

神封：胸部 4-5 肋間，去胸中行 2 寸，膻中旁 2 寸（內為心臟）。

靈墟：胸部 3-4 肋間，去胸中行 2 寸，玉堂旁 2 寸（內為心臟）。

神臟：胸部 2-3 肋間，去胸中行 2 寸，紫宮旁 2 寸（內為心肺）。

彧中：胸部 1-2 肋間，去胸中行 2 寸，華蓋旁 2 寸（深部為氣管）。

俞府：鎖骨與 1 肋間，去胸中行 2 寸，璇璣旁 2 寸

（深部為肺臟）。

足少陰腎經之簡述

腎為牝臟，為五臟之一，腎病者，飢餓卻無食慾，面色黑無光澤，咳時時有血，坐而欲起，心神不寧，視物模糊。氣不足則善恐。若本經臟器有病時，則口熱舌乾，咽喉腫，煩心心痛，黃疸等徵狀。

《內經（素問）》曰：「腰者，腎之府，轉搖不能，腎將憊矣。」說明了腎之所在乃腰也，腰能否轉動活動靈活，與腎是有關連的（腰者腎之外候，一身所恃以轉移。而諸脈皆貫於腎而絡於腰脊，腎氣一虛，腰必痛矣。）

又曰：「北方生寒，寒生水，水生鹹，鹹生腎，腎生骨髓，髓生肝，腎主耳。其在天為寒，在地為水，在體為骨，在臟為腎，在色為黑，在竅為耳，在味為鹹，在治為恐。恐傷腎。」說明了腎經在體為骨，五行為黑，開竅於耳，五味以鹹，在神智以恐懼害怕則傷腎。

《內經》曰：「腎氣通於耳，腎和則耳能聞五音矣。」耳朵相關的病徵，與腎有相關聯，如耳鳴、聽力衰退等徵狀，若腎氣充足，則耳能聽辨五音矣。

《內經（素問）》曰：「腎者，主蟄，封藏之本，精氣之處也；其華在髮，其充在骨，為陰中之少陰，通于冬氣。」腎者，是精氣儲藏的地方，其顯現的光華在頭髮，充盈于骨。《內經》曰：「心之和脈也，其榮色也，其主腎也。」心屬火，腎屬水，若水火相容則心腎

相交也。

足少陰腎經之保養方式

建議可每日修煉無極養生氣功功法之大周天及小周天（即任督二脈之循行）、無極養生氣功功法之打通足少陰腎經功法，無極甩手功法（睡前一個小時不要甩），強精回春功，無極養生氣功之十二經絡綜合拍打功拍打腎經。

足少陰腎經之動功功法（式一）

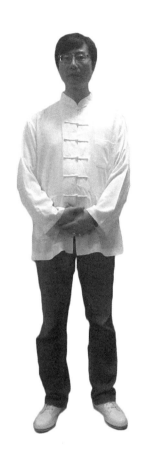

　　1. 蝴蝶扣（雙手手掌放置丹田處，右手掌在丹田處，左手掌放置於右手手掌之上）。

　　2. 雙腳與肩寬，膝蓋放鬆。

　　3. 吸氣至丹田，小周天行走三次。

足少陰腎經之動功功法（式二）

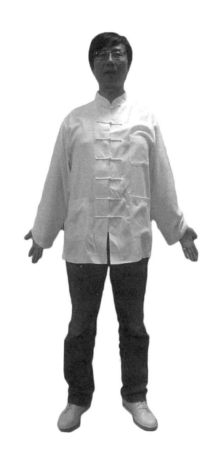

　　慢慢吸氣後再慢慢吐氣，吐氣時間與吸氣時間一致，每一秒數息一次計算吐氣時間。吐氣同時掌心向前方，雙手慢慢向下方，置於身體兩側。

足少陰腎經之動功功法（式三）

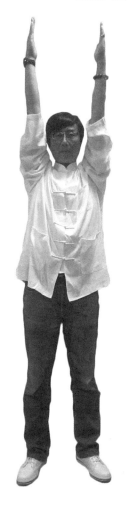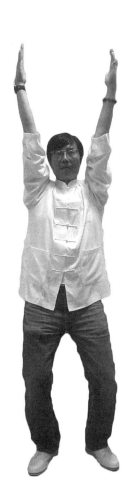

　　緩緩吸氣，注意數息，同時雙手往上身舉過頭，掌心向內，雙腳慢慢向下彎曲，膝蓋勿超過腳尖，命門放鬆，同時閉氣三秒。

足少陰腎經之動功功法（式四）

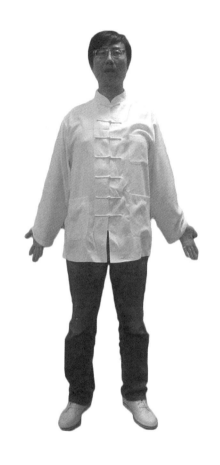

　　緩緩吐氣，注意數息，身體放鬆，雙手回復身體兩側，雙腳回復站姿。

足少陰腎經之動功功法（式五）

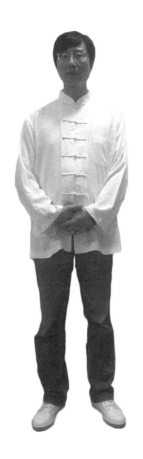

　　1. 緩緩吸氣，注意數息，身體慢慢恢復站姿，雙手回復蝴蝶扣姿勢，同時意念集中丹田。至此完成一回合足少陰腎經之動功功法。

　　2. 重複（式一）至（式五）動作，結束時請收功。

足少陰腎經之敲擊法

按摩命門穴，以不痛為原則，輕輕敲打腎俞，手握虛拳，雙手以不痛為原則，輕輕的敲擊腎經經絡行經路徑，由下往上敲擊。

【注意】

★不需配合呼吸，看電視聊天，均可練習，敲擊時力道不需太重，若敲擊至痛點時，可以不痛為原則，多敲擊幾次。

★曾經開刀或動過手術者，不適宜。

九、手厥陰心包經

與手少陽三焦經互為表裡；流注時辰：十九時至二十一時。

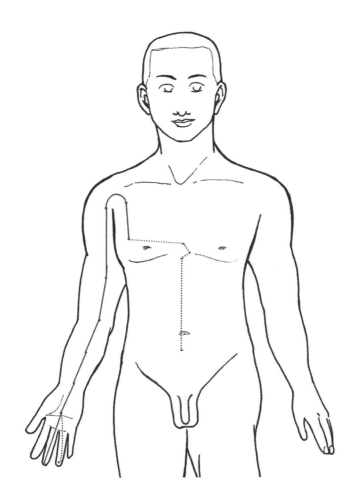

循行路徑

心主手厥陰心包絡之脈，起於胸中，出屬心包絡，下膈，歷絡三焦；其支者，循胸出脇，下腋三寸，上抵腋下，循臑（上肢）內，形太陰、少陰之間，入肘中，下臂行兩筋之間，入掌中，循中指出其端；其支者，別掌中，循小指次指出其端。

循行穴道：共九穴

天池：乳頭外 1 寸，腋縫下 3 寸，4、5 肋間陷中。

天泉：曲腋橫紋頭，從腋窩中往肱內直下量 2 寸。

曲澤：微屈肘得之，肘內橫紋上凹陷中，以手按之，肱骨與橈骨相接之間。

郄（ㄒㄧˋ）**門**：掌後腕橫紋上五寸，兩筋間陷中。

間使：掌後腕橫紋上三寸，兩筋間陷中。

內關：掌後腕橫紋上二寸，兩筋間陷中。

大陵：腕關節橫紋中央部，兩筋兩骨之間陷中。

勞宮：中指無名指屈拳掌中，兩指尖間處。

中衝：中指之端，爪甲內分許。

手厥陰心包經之簡述

《內經》曰：「膻中者，臣之使官，變化出焉。」《靈樞》曰：「故諸邪之在于心者，皆在於心包之絡。包絡者，心主之脈也。」心為體君主之官，心包則為相火之官，君主對於國家行政要由宰相代為實行，臣子有

保護君之責任，心包是心臟的護衛，如有外邪入心，心包則代先受過。

心包經病者，手心熱，心悸，臉紅，眼睛發黃，心煩心痛等病徵，心包為維持心臟之正常功能，其徵狀與功能與心經類似。

手厥陰心包經之保養方式

建議可每日修煉無極養生氣功功法之大周天及小周天（即任督二脈之循行）、無極養生氣功功法之打通手厥陰心包經功法，無極甩手功法（睡前一個小時不要甩），無極養生氣功之十二經絡綜合拍打功拍打心包經。

手厥陰心包經之動功功法（式一）

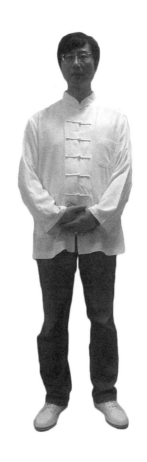

1. 蝴蝶扣（雙手手掌放置丹田處，右手掌在丹田處，左手掌放置於右手手掌之上）。

2. 雙腳與肩寬，膝蓋放鬆。

3. 吸氣至丹田，小周天行走三次。

手厥陰心包經之動功功法（式二）

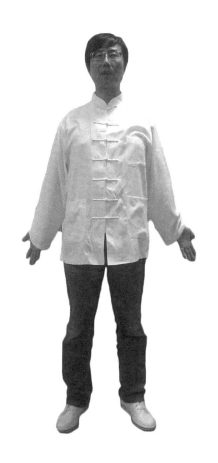

　　慢慢吸氣後再慢慢吐氣，吐氣時間與吸氣時間一致，每一秒數息一次計算吐氣時間。吐氣同時掌心向前方，雙手慢慢向下方，置於身體兩側。意念集中中指，閉氣三秒。

手厥陰心包經之動功功法（式三）

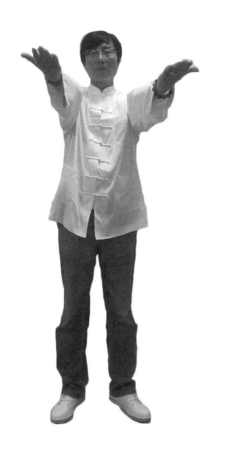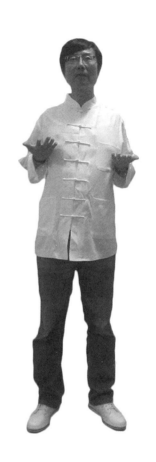

　　緩緩吸氣，注意數息，同時掌心朝上，雙手慢慢彎曲，至胸旁兩側。

手厥陰心包經之動功功法（式四）

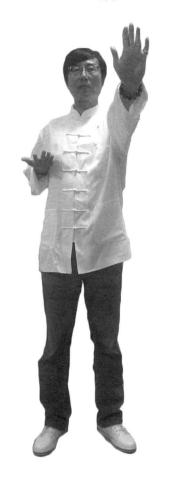 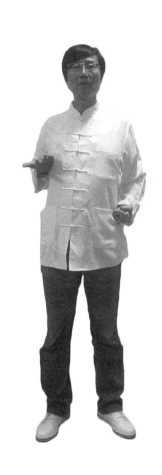

　　1. 緩緩吐氣，注意數息，同時左手慢慢向前伸直，掌心向外，意念集中中指，閉氣三秒。

　　2. 緩緩吸氣，注意數息，同時左手慢慢握拳拉回身體之丹田旁側。

手厥陰心包經之動功功法（式五）

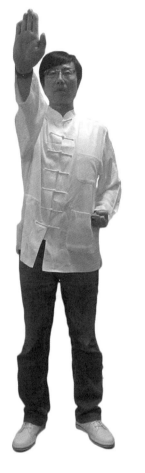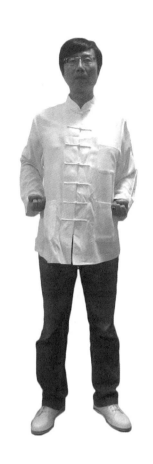

　　1. 緩緩吐氣，注意數息，同時右手慢慢向前伸直，掌心向外，意念集中中指，閉氣三秒。

　　2. 緩緩吸氣，注意數息，同時右手慢慢握拳拉回身體之丹田旁側。

手厥陰心包經之動功功法（式六）

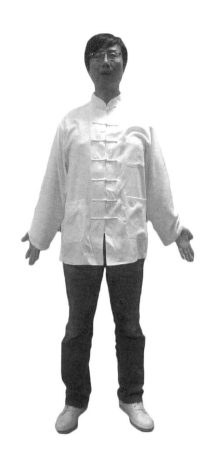

　　緩緩吐氣，注意數息，同時雙手向下，至於身體兩側，意念集中中指，閉氣三秒。

手厥陰心包經之動功功法（式七）

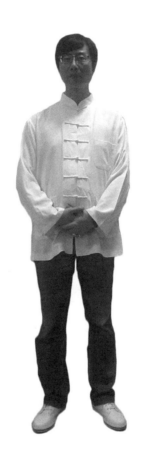

1. 緩緩吸氣，注意數息，身體慢慢恢復站姿，雙手
回復蝴蝶扣姿勢，同時意念集中丹田。至此完成一回合
手厥陰心包經之動功功法。

2. 重複（式一）至（式七）動作，結束時請收功。

手厥陰心包經之敲擊法

第一式

由右手握虛拳，敲擊左手陰面，以不痛為原則，由掌心開始往上敲擊至天池穴，用手指按壓膻中穴，再換左手握虛拳，以不痛為原則，敲擊右手陰面，由右邊的天池穴，沿著手臂內側敲至掌心。

第二式

由右手握虛拳，敲擊左手陰面，以不痛為原則，由天池穴往下敲擊，沿著手臂內側敲至手心，用手指按壓膻中穴，再換左手握虛拳，敲擊右手陰面，以不痛為原則，由右邊的天池穴，沿著手臂內側敲至掌心。

【注意】

★不需配合呼吸，看電視聊天，均可練習，敲擊時力道不需太重，若敲擊至痛點時，可以不痛為原則，多敲擊幾次。

★曾經開刀或動過手術者，不適宜。

十、手少陽三焦經

　　與手厥陰心包經互為表裡；流注時辰：二十一時至
二十三時。

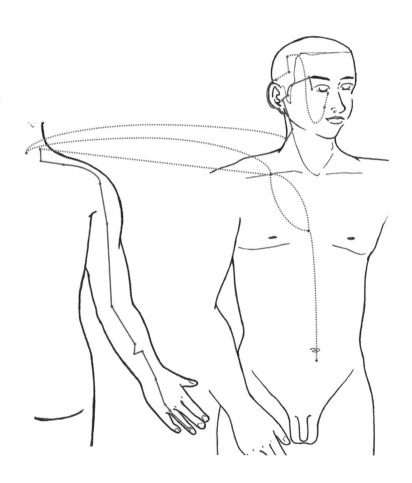

循行路徑

三焦手少陽之脈，起於小指次指之端，上出兩指之間，循手表腕，出臂外兩骨之間，上貫肘，循臑（上肢）外上肩，而交出足少陽之後，入缺盆，布膻中，散落心包，下膈（ㄍㄜˊ膈膜），循屬三焦；其支者，從膻中穴上出缺盆，上項（頸部），繫耳後，直上出耳上角，以屈下頰至䪼（眼眶下）；其支者，從耳後入耳中，出走耳前，過客主人，前交頰，至目銳眥（ㄗˋ眼角）。與足少陽膽經連接。

循行穴道：共二十三穴

關衝：無名指外側端，去爪甲角1分許。

液門：手背第四、第五掌指關節間微前，合縫處陷中。

中渚（ㄓㄨˇ）：無名指本節後陷中，液門下1寸。

陽池：手腕關節背面，腕骨與臂骨相接之間，橫紋陷中。

外關：手腕關節背面上方2寸，尺撓兩骨間，稍偏撓側，與內關相對。

支溝：手腕關節背面上方3寸，尺撓兩骨間陷中。

會宗：手腕關節背面上方3寸，支溝外旁1寸空中。

三陽絡：手腕關節背面，支溝上1寸。

四瀆：前臂背面，肘尖下方5寸，陽池與肘尖連線之間。

天井：在肘關節背面，肘尖上方一寸，兩筋骨罅中。

清冷淵：肘關節背面，肘尖上 2 寸。

消濼（ㄌㄨㄛˋ）：上臂外側中央，清冷淵上 3 寸。

臑會：上臂後面，三角肌後緣，消礫上 3 寸。

肩髎（ㄌㄧㄠˊ）：肩胛骨與肱關節部，肩端外側後緣下際陷中。

天髎：當脊椎與肩端之中央，肩胛骨上部，肩井後下一寸，按之起肉處。

天牖（ㄧㄡˇ）：正坐，頸大筋外緣缺盆上方。

翳（ㄧˋ）**風**：耳根後下部，張口凹陷中。

瘈脈：耳後，乳嘴突起中央陷中，翳風上 1 寸。

顱息：耳後，乳嘴突起前上方骨間陷中。

角孫：在顳顬骨部，當耳廓上尖之上，髮際之下。

耳門：耳前，當耳珠之上，缺口外陷中。

和髎：耳前，與髮銳角相平，有動脈應手處。

絲竹空：眉毛外端凹陷中。

手少陽三焦經之簡述

三焦為六腑之一，三焦包含了上焦、中焦、下焦。岐伯曰：「三焦者，決瀆之官，水道出焉。」三焦是疏通之官，疏通水道疏出；其功能亦如同五穀的倉庫，是營氣聚集的場所之一，吸收精華養分，代謝廢物。

若三焦病者，則腹部氣脹滿，想小便而無法得，因水羈留而腫；若三焦經邪氣入侵，則會耳聾或聽覺模糊，咽喉腫痛。若三焦經經氣不調，則易自汗，眼外角

疼痛，臉頰、耳後、肩臂外側疼痛等等徵狀。

手少陽三焦經之保養方式

建議可每日修煉無極養生氣功功法之大周天及小周天（即任督二脈之循行）、無極養生氣功功法之打通手少陽三焦經功法，無極甩手功法（睡前一個小時不要甩），無極養生氣功之十二經絡綜合拍打功拍打手少陽三焦經，外太極運轉功法，睡前並可修煉內太極運轉功法。

手少陽三焦經之動功功法（式一）

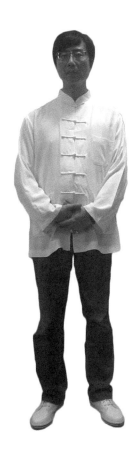

1. 蝴蝶扣（雙手手掌放置丹田處，右手掌在丹田處，左手掌放置於右手手掌之上）。
2. 雙腳與肩寬，膝蓋放鬆。
3. 吸氣至丹田，小周天行走三次。

手少陽三焦經之動功功法（式二）

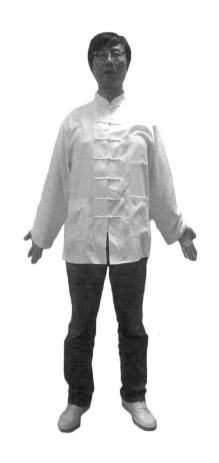

　　慢慢吸氣後再慢慢吐氣，吐氣時間與吸氣時間一致，每一秒數息一次計算吐氣時間。吐氣同時掌心向前方，同時雙手向下身旁兩側伸直並向後伸展，意念集中雙手手指第四指，閉氣三秒。

手少陽三焦經之動功功法（式三）

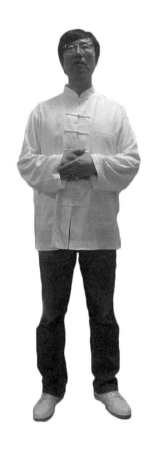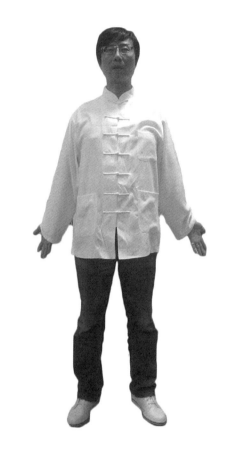

　　1. 緩緩吸氣，注意數息，同時雙手放置於中脘穴處，右手在下，左手在上，閉氣三秒。

　　2. 緩緩吐氣，注意數息，同時雙手慢慢向下身旁兩側伸直並向後伸展，意念集中雙手手指第四指，閉氣三秒。

手少陽三焦經之動功功法（式四）

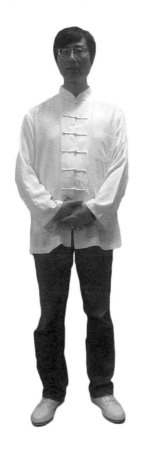

　　1. 緩緩吸氣，注意數息，身體慢慢恢復站姿，雙手回復蝴蝶扣姿勢，同時意念集中丹田。至此完成一回合手少陽三焦經之動功功法。

　　2. 重複（式一）至（式四）動作，結束時請收功。

手少陽三焦經之拍擊法

第一式

由右手握虛拳，以不痛為原則，敲擊左手陽面，由手無名指往上敲擊，沿著手臂敲至肩膀，再換左手握虛拳，以不痛為原則，敲擊右手陽面，由肩膀往下敲擊，沿著手臂敲至手無名指。

第二式

由右手握虛拳，以不痛為原則，敲擊左手陽面，由肩膀往下敲擊，沿著手臂敲至手無名指，再換左手握虛拳，以不痛為原則，敲擊右手陽面，以不痛為原則，由肩膀往下敲擊，沿著手臂敲至手無名指。

【注意】

★不需配合呼吸，看電視聊天，均可練習，敲擊時力道不需太重，若敲擊至痛點時，可以不痛為原則，多敲擊幾次。

★曾經開刀或動過手術者，不適宜。

十一、足少陽膽經

　　與足厥陰肝經互為表裡；流注時辰：二十三時至一時。

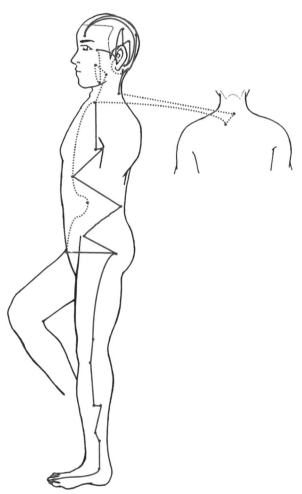

循行路徑

足少陽之脈，起於目銳眥（眼外角），上抵頭角（額角），下耳後，循頸行手少陽之前，至肩上，卻交出手少陽之後，入缺盆，其支者，從耳後入耳中，出走耳前，至目銳眥後；其支者，別銳眥，下大迎，合於手少陽，抵於䪼，下加頰車，下頸，合缺盆，以下胸中，貫膈絡肝，屬膽，循脇（ㄒㄧㄝˊ從腋下至腰上的部分）裡，出氣街（指氣衝），繞毛際，橫入髀（ㄅㄧˋ大腿）厭中；其直者，從缺盆下腋。循胸過季脇，下合髀厭中，以下循髀陽，出膝外廉，下外輔骨之前，直下抵絕骨之端，下出外踝之前，循足跗（ㄈㄨ腳背）上，入小指次指之間；其支者，別跗上，入大指之間，循大指歧骨內，出其端，還貫爪甲，出三毛。

循行穴道：共四十四穴

童子髎：目外眥旁5分。

聽會：耳前部，耳珠下微前陷中，聽宮直下方。

上關：顴骨弓（起骨）上際，張口有空，下關之直上。

頷（ㄏㄢˋ）**厭**：前額髮際曲角之下，頭維下1寸，嚼物見嚼肌動於曲角處是穴。

懸顱：前額髮際曲角之下，頷厭之斜下。

懸釐：前額髮際曲角之下，懸顱之斜下。

曲鬢：耳前髮際曲隅陷中，開口有孔。

率谷：耳尖上入髮際1.5寸凹陷中。

天衝：耳後上方入髮際2寸，率谷後3分。

浮白：耳後乳嘴突起後緣上際，顱息後入髮際1寸。

（頭）竅陰：耳後乳嘴突起後緣，完骨上與枕骨下之孔隙。

完骨：耳後乳嘴突起後緣下際，入髮際4分。

本神：前額入髮際5分，神庭外3寸。

陽白：眉毛中央上方1寸，直對瞳子。

頭臨泣：瞳子直上，入髮際5分陷中。

目窗：臨泣後1.5寸。

正營：目窗後1.5寸。

承靈：正營後1.5寸。

腦空：承靈後下對風池，夾督脈腦戶旁2寸，與腦戶玉枕三穴相平。

風池：耳後乳嘴突起後大筋外廉，腦空直下，髮際陷中。

肩井：脊椎與肩端正中點，肩部肌肉高處之凹陷中。

淵腋：腋窩正中直下3寸，側胸4–5肋間。

輒筋：腋下3寸，淵液前行1寸，乳頭旁開3寸。

日月：乳下3肋端，期門下5分。

京門：腰中夾脊12季肋端。

帶脈：章門之下內與臍平。

五樞：腸骨際，帶脈下3寸，水道旁5.5寸。

維道：腸骨前上棘前方，五樞斜下5分，章門下5.3寸。

居髎：腸骨下陷中，維道下3寸，章門下8.3寸。

環跳：尾氏骨與股骨外側隆起部連線中點是穴。

風市：大腿外側正中線，膝上7寸兩筋間；直立垂手著腿，中指盡處是穴。

中瀆：大腿外側正中線，膝上5寸分肉間陷中。

（膝）陽關：陽陵泉上3寸，犢鼻外陷中。

陽陵泉：在小腿外側，膝下一寸，脛骨之後，腓骨之前凹陷中。

陽交：足外踝上7寸，腓骨後緣。

外丘：足外踝上7寸，陽交之前，中隔腓骨。

光明：足外踝上5寸，外丘直下2寸。

陽輔：足外踝上4寸，脛腓兩骨間，腓骨前緣。

懸鐘：足外踝上3寸，腓骨前緣，尖骨端前凹陷中。

丘墟：第四趾直上，足外踝前下方凹陷。

足臨泣：第四趾外側本節後陷中，俠谿上1.5寸。

地五會：第四趾外側本節後陷中，俠谿上1寸。

俠谿：第四趾外側本節前陷中，去4-5趾縫5分。

足竅陰：第四趾外側去爪甲角1分許，再上1分許。

足少陽膽經之簡述

膽經為六腑之一，膽經若病者，常嘆息，脇肋疼痛，口苦，嘔苦水，心神不寧、恐懼，感覺喉嚨有東西哽阻，卻吐不出。而口苦的原因，則是因為膽氣虛而膽汁上溢的關係。

《素問》曰：「膽者，中正之官，決斷出焉。」膽

者，具有決定判斷事務的能力；又曰：「凡十一臟，取決於膽也。」指出五臟六腑之表現皆取決於膽也。如同四季之春，春天一到天地俱生，萬物以榮，此時則應以早睡早起養生，膽氣足，五臟六腑才能各司其職，正常運行。

足少陽膽經之保養方式

建議可每日修煉無極養生氣功功法之大周天及小周天（即任督二脈之循行）、無極養生氣功功法之打通足少陽膽經功法，無極甩手功法（睡前一個小時不要甩），無極養生氣功之十二經絡綜合拍打功拍打足少陽膽經，外太極運轉功法，睡前並可修煉內太極運轉功法。

足少陽膽經之動功功法（式一）

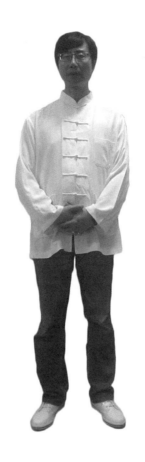

　　1. 蝴蝶扣（雙手手掌放置丹田處，右手掌在丹田處，左手掌放置於右手手掌之上）。

　　2. 雙腳與肩寬，膝蓋放鬆。

　　3. 吸氣至丹田，小周天行走三次。

足少陽膽經之動功功法（式二）

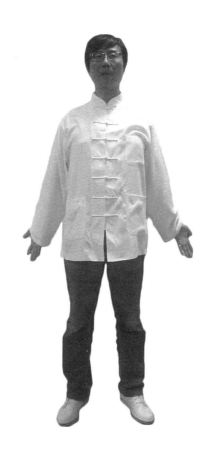

　　慢慢吸氣後再慢慢吐氣，吐氣時間與吸氣時間一
致，每一秒數息一次計算吐氣時間。吐氣同時掌心向前
方，雙手慢慢向下方，置於身體兩側。

足少陽膽經之動功功法（式三）

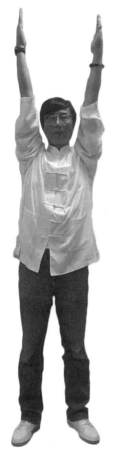 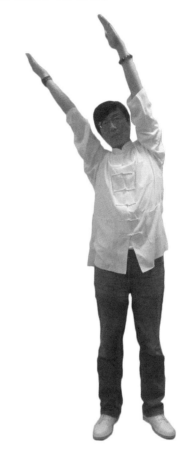

　　1. 緩緩吸氣，注意數息，雙手慢慢向上伸直過頭，至雙耳旁，雙手手掌相對，同時，雙腳腳趾張開抓地，閉氣三秒。

　　2. 緩緩吐氣，注意數息，同時左手緩緩向右方伸展，身體重心放在右邊，閉氣三秒。

足少陽膽經之動功功法（式四）

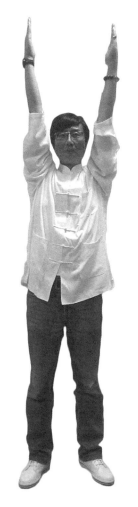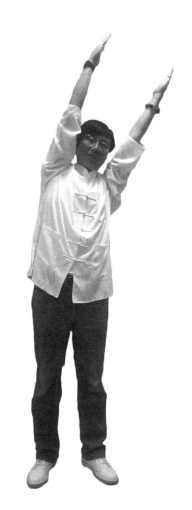

　　1. 緩緩吸氣，注意數息，同時身體維持原姿勢回正。

　　2. 緩緩吐氣，注意數息，同時右手緩緩向左方伸展，身體重心放在左邊，閉氣三秒。

足少陽膽經之動功功法（式五）

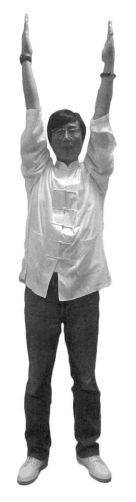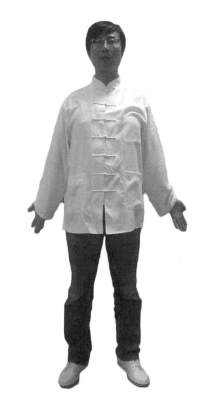

　　1. 緩緩吸氣，注意數息，同時身體維持原姿勢回正。

　　2. 緩緩吐氣，注意數息，同時雙手向下，置身體兩側
放鬆。

足少陽膽經之動功功法（式六）

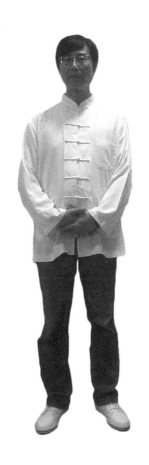

　　1. 緩緩吸氣，注意數息，身體慢慢恢復站姿，雙手
回復蝴蝶扣姿勢，同時意念集中丹田。至此完成一回合
足少陽膽經之動功功法。

　　2. 重複（式一）至（式九）動作，結束時請收功。

足少陽膽經之拍擊法

雙手握虛拳，由兩側環跳穴開始敲擊，由上往下，至腳背即可。

【注意】

★不需配合呼吸，看電視聊天，均可練習，敲擊時力道不需太重，若敲擊至痛點時，可以不痛為原則，多敲擊幾次，若曾經開刀或動過手術者，不適宜。

十二、足厥陰肝經

與足少陽膽經互為表裡；流注時辰：一時至三時。

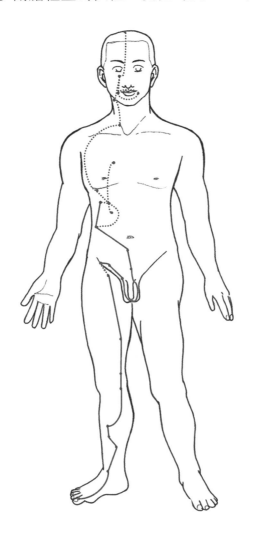

循行路徑

肝足厥陰之脈，起於大指叢毛之際，上循足跗上廉，去內踝一寸，上踝八寸，交出太陰之後，上膕（ㄍㄨㄛˊ 膝的後面）內廉，循陰股，入毛中，過陰器，抵小腹，挾胃，屬肝，絡膽，上貫膈（膈膜），布脇（腋下）肋（肋骨），循喉嚨之後，上入頏（ㄏㄤˊ）顙（ㄙㄤˇ）（頏顙：咽喉與鼻腔深部），連目系，上出額，與督脈會於巔；其支者，從目系，下頰裡，環唇內；其支者，復從肝，別貫膈，上注肺。

循行穴道：**十四穴**

大敦：足大趾外側爪甲根，去爪甲角分許。

行間：足大趾次趾歧縫中，離趾縫約5分。

太衝：在足大趾本節後二寸，動脈應手。

中封：正坐仰足取之。內踝前陷，兩筋所封。

蠡溝：足內踝上5寸，脛骨內緣。

中都：足內踝上7寸，脛骨內緣。

膝關：內犢鼻往下量二寸，再向內側旁開，當陰陵泉後一寸許。

曲泉：屈膝取之。膝內緣中央，橫紋頭陷中。

陰包：股內廉，膝上四寸，兩筋間凹槽中。

五里：大腿內側氣衝下三寸，動脈應手處。

陰廉：在鼠蹊溝中央，鼠蹊淋巴腺下部，去氣衝下二寸。

急脈：陰器旁開2.5寸，氣衝旁5分。

章門：臍上2寸，旁開6寸。第11季肋端。

期門：乳下第2肋端，不容旁1.5寸。

足厥陰肝經之簡述

《靈樞》曰：「肝為牡臟，其色青，其時春，其音角，其味酸。」肝經為五臟之一，肝若病者，腰痛，男子鼠蹊腫痛，小便不順，女子則少腹腫，易口渴，面黑無光澤。若肝經臟腑病變，則易胸中悶滿，嘔吐及噯氣，消化不良，腹瀉等徵狀。

《靈樞》曰：「目者，肝之官也。」《內經》曰：「肝氣通於目，肝和則目能辨五色矣。」眼睛是肝之官也，肝氣充實則眼睛有神，視物明亮能辨五色。

《素問》曰：「肝者罷極之本，魂之居也；其華在爪，其充在筋，以生血氣，其味酸，其色蒼，此為陽中之少陽，通于春氣。」肝是藏魂的居所，其光華顯現於指甲，充實于筋，以生養血氣。又曰：「怒傷肝。」情治控制不好常發怒，易使肝氣上溢則傷肝，又曰：「肝病者，兩脅下痛引少腹，令人善怒。」又說明肝若病者，兩邊腋下至腰上的部分痛並牽引至少腹痛，亦會容易使人發怒。

足厥陰肝經之保養方式

建議可每日修煉無極養生氣功功法之大周天及小周天（即任督二脈之循行）、無極養生氣功功法之打通足厥陰肝經功法，無極甩手功法（睡前一個小時不要甩），

無極養生氣功之十二經絡綜合拍打功拍打足厥陰肝經。

足厥陰肝經之動功功法（式一）

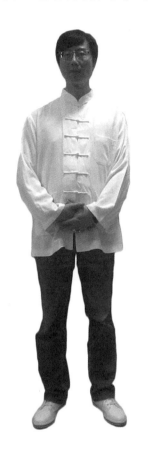

　　1. 蝴蝶扣（雙手手掌放置丹田處，右手掌在丹田處，左手掌放置於右手手掌之上）。

　　2. 雙腳與肩寬，膝蓋放鬆。

　　3. 吸氣至丹田，小周天行走三次。

足厥陰肝經之動功功法（式二）

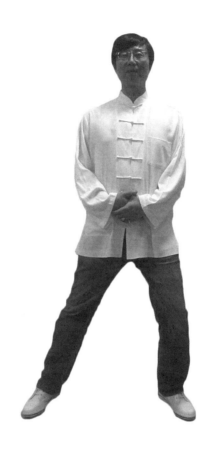

　　慢慢吸氣後再慢慢吐氣，吐氣時間與吸氣時間一致，每一秒數息一次計算吐氣時間。緩緩吐氣同時右腳向旁側跨一大步，上身維持蝴蝶扣姿勢。

足厥陰肝經之動功功法（式三）

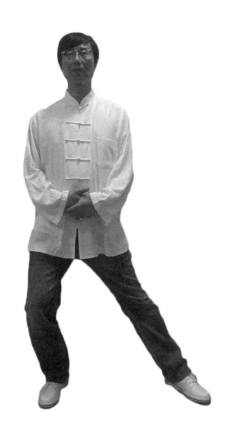

　　緩緩吸氣，注意數息，身體重心向右，右腳彎曲，
左腳伸直，意念集中左腳大拇趾，閉氣三秒。

足厥陰肝經之動功功法（式四）

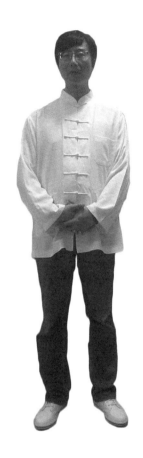

緩緩吐氣，注意數息，同時身體重心移回正。

足厥陰肝經之動功功法（式五）

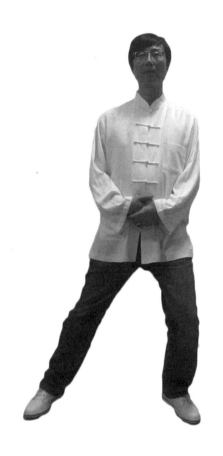

　　緩緩吸氣，注意數息，身體重心向左，左腳彎曲，右腳伸直，意念集中右腳大拇趾，閉氣三秒。

足厥陰肝經之動功功法（式六）

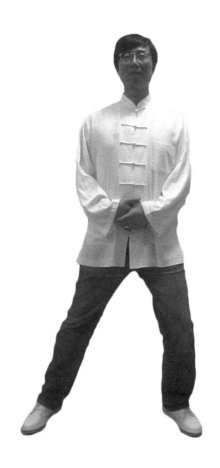

緩緩吐氣，注意數息，同時身體重心移回正。

足厥陰肝經之動功功法（式七）

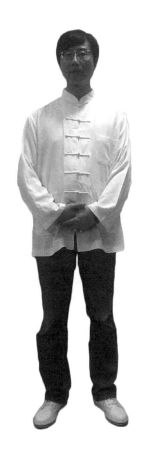

　　1. 緩緩吸氣，注意數息，同時右腳收回恢復蝴蝶扣之站姿，同時意念集中丹田。至此完成一回合手手陽明大腸經之動功功法。

　　2. 重複（式一）至（式七）動作，結束時請收功。

足厥陰肝經之拍擊法

手握虛拳，以不痛為原則，雙手輕輕的敲擊肝經經絡行經路徑，由下往上敲擊。

【注意】

★不需配合呼吸，看電視聊天，均可練習，敲擊時力道不需太重，若敲擊至痛點時，可以不痛為原則，多敲擊幾次。

★曾經開刀或動過手術者，不適宜。

第五章

修煉氣功常見問題集

※修煉氣功與身體修護之間的關係為何？

修煉氣功可以讓自己更了解自我的身心狀況，修煉時，氣也就是所謂的能量，會隨著所行經打通的路徑，因應身體的狀況而有所反應，無論是痠、麻、痛、冷、癢、熱、溫，均是對氣的表現，也是因為每個人身體狀態不同而產生的不同的感覺，勤加修煉氣功，會使體內的能量增強，進而打通各個穴道與經脈，穴道與經脈暢通無阻，自然可將體內積存許多的病氣邪氣一點一滴的清掃乾淨，並提升元氣，而達到修護的目的。

※修煉氣功的好處有哪些？

修煉氣功可以讓你獲益無窮，這句話該如何解釋呢？

氣功的修煉，可以修身，修身讓身體變的健康、有活力，此乃一大獲益。

氣功的修煉，可以修心，修心讓頭腦更清晰，讓思考變專心，讓情緒趨於平穩，讓抉擇可以運用智慧，讓人生充滿信心與自信，此乃兩大獲益。

專心跟著我修煉「無極養生氣功」的學員，常常感覺到自己的運勢變好了，人緣變好了，處世更圓融了，其實，這都是因為身體健康了，頭腦清晰了，智慧就開啟了，也開啟了正向能量，正向的能量展現出正向的人生，同時擁有了靜心、專心、信心、耐心、自信與智慧，遇到人生課題時，就更懂得如何面對，進而圓滿的解決問題。

有許多學員，是因為身體有病痛而來跟我修煉氣功的，經過一段時間的修煉，身體的病痛消失了，也同時展開他們另一階段不同的人生面向。例如有位七十有餘的學員，因為再次擁有了健康後，重拾天倫之樂，她不僅不再是子女需要照料照護的對象，反而勇敢追尋自己的夢想，再創事業的第二春，且有餘力還能幫忙照顧子女孫兒等等。讓我都為她鼓掌。

還有一位學員，讓我肅然起敬的，她因為修煉氣功讓身體嚴重的病痛得以改善，甚而有餘力推己及人，不但推廣氣功不遺餘力，還成立了兩個慈善基金會幫助許多需要幫助的人。

這一個個的實例不勝列舉，但是卻可以證明，修煉氣功可以讓人生將真善美擁抱入懷。

※什麼是不生病的秘密？

不生病的秘密在於你的體內氣血循環是否順暢，能量是否夠高，元氣是否充足，元氣足血氣旺，則五臟六腑得以發揮各個功能，營養皮膚、血肉、強健骨骼。

《黃帝內經》曰：「人以天地之氣生，四時之法成。」就指出人是要依賴天地之間氣並順應著自然法則而生的。「無極養生氣功」就是教導大家如何充裕元氣，修補損傷的元氣，提升正向能量，以達成陰陽血氣及五臟六腑調和，而這就是不生病的秘密的重要條件。

「無極養生氣功」從第一堂課呼吸練習開始，教導由意念控制呼吸，不生病的秘訣在於你的體內氣血循環

是否夠好，能量是否夠高，能否導出全身的新陳代謝，能否防禦病毒的入侵。氣血循環若要好，能量要高，端視大家耗損元氣的程度與修煉「無極養生氣功」的用功程度。

一般人生活工作壓力大、飲食不正確以及作息不正常等因素，常透支元氣過甚，練氣功若又無法持之以恆的修煉，那麼離不生病的日子就相當遙遠。打個比方，若將身體比喻為帳戶，修煉氣功為收入，耗損元氣為支出，身體疾病為負債，疾病愈重當然負債愈多；要想去除負債，讓存款變多，最好的方法就是開源節流。

※氣功與氧氣的關係

人類在做任何活動時都必須消耗氧氣，人類可以幾天不進食不喝水，幾分鐘沒有養氣則會喪失生命，修煉氣功會提升體內的含氧量，在吸與吐之間，使得血液中的含氧量增加，則血液得以淨化，五臟六腑可以得到營養與修護，頭腦的思路清晰，進而提升身體的元氣，達到修護身體的目的。

※靜功與動功之運用

無極養生氣功是一門以靜功為主，動功為輔的功法。

唯有修煉靜功才能將體內的這股能量與意念、呼吸相結合，得以調氣運行全身筋絡、五臟六腑等百脈，於此方能達成將全身細胞活化，調合五臟六腑之陰陽血氣，使得新陳代謝運行順暢，至此方能將體質改善與修

復，達成壽與形全之目標。

而修煉動功之目的，是藉由特定的肢體動作與呼吸、意念相互結合，達到能量行走全身，舒筋鬆骨，提升肌力及體力，所謂外練筋骨皮，即是此理。

靜功及動功如能相互運用，則可相輔相成，以達到動中求靜，靜中求動，剛柔並濟，陰陽相合，所謂外動內靜由內而外之內外雙修之境界。

※如何修煉靜功

可參考靜功修煉篇。

※氣功是終身的財富

引用《道德經》的幾句話：「道沖，而用之或不盈。淵兮似萬物之宗。」「綿綿若存，用之不勤」，道是看不到摸不著的，就如同氣一樣，但是它的好處卻是無法道盡的，是前人養生的智慧也是宇宙間的循環不變的真理，氣在體內循環，活絡血脈，血脈滋養五臟六腑，只要每日花些許時間修煉，就可達到綿綿若存，用之不勤的境界，因為氣而有了健康的身體，這是人生的基石，基石穩固，人生才能完整，才能隨心所欲，所以說氣功是終身的財富一點也不為過。

※氣聚丹田的重要性？

人體有三個能量庫，其一是眉心的印堂穴，是上丹田。其二是人體中心及兩乳中央的膻中穴，是中丹田。

其三是肚臍下約三指幅之處，是下丹田。此上中下三個
丹田就能量的聚集能力又可分為小、中、大三種形式的
能量庫。將體內之能量有效運用，聚集於能量庫，再利
用這股能量使得百脈暢通，若是無法集中丹田則容易造
成能量在身體各處亂竄，如滯留於頭部，則會產生頭昏
眼花等現象，因此，由我所創導之無極養生氣功功法之
修煉，是非常注重如何將呼吸、能量、意念三者有效結
合，每次修煉均以累積丹田能量，打通筋絡，使之陰陽
調和，收功時則要求將身體的這股能量回歸於丹田，務
求達成能量能隨意念收放自如的境界。

※何以意守膻中？對於身體的影響有哪些？

膻中穴位於兩乳間及胸骨的正中央，於任脈所行經
路徑之中，也是心包經所行經之重要穴道之一，因此有
保護心臟及阻擋邪氣入侵等功用，在氣功的領域之中是
屬於中丹田，中丹田的能量充足，可預防心悸、心律不
整等等，當女子生理期間，可意守中丹田，則可避免能
量聚集下丹田造成出血量增加，中丹田之氣充足，亦可
預防心腎分離之相。

※無極甩手功的功用

是為結合呼吸及肢體動作的一種功法，由手及手臂
的動作開始，讓能量慢慢的傳導於全身，可加速體內循
環及代謝，利用修煉時累積在體內的這股能量，迅速的
排除體內負面的物質，修煉此功法時，有些人的身體在

眼耳鼻等地方會產生分泌物的情形，此為正常的排除體內負面的物質，也就是所謂的排毒現象，建議每日能修鍊此功法十五分鐘以上，並於修煉結束時，喝一杯溫開水，以協助體內之代謝。

※在修煉任督二脈時，常感覺能量時強時無，是何原因？

修煉氣功最重要的觀念，在於不只是坐姿端正，同時身體要保持放鬆，心境要自然平靜，勿多妄念，不可執著，如若不然，則極易走入氣功的「死胡同」裏，也是佛教中所謂的「著相」，因此只要轉念，維持放鬆心平氣和，慢慢的自然會讓能量與意念結合，那所謂的強或無，又怎會存在。

※在修煉靜功時為何會打哈欠？

修煉氣功為身體的五臟六腑的深度有氧運動，體內的血液帶氧量提高，血液運行順暢於身體的各個器官、組織，細胞才能充分的獲得氧氣及養分，五臟六腑得以吸收營養各司其職，身體才會日趨健康。

《黃帝內經》帝曰：「人之欠者，何氣使然？」岐伯：「衛氣晝日行于陽，夜半則行於陰。陰者主夜，夜者臥；陽者主上，陰者主下。故陰氣于下，陽氣未盡，陽引而上，陰引而下，陰陽相引，故數欠。」

而在修煉時容易打哈欠的學員其最主要的原因是體內的含氧量不足所致，而修煉時將體內的氧氣瞬間不間

斷的提升，再調合之時所產生的現象，這是接近健康之路的好現象之一。

※在修煉靜功時爲何會打瞌睡？

修煉氣功會提高人體體內的能量，當人體體內的氣血能量在高點，就會產生氣衝病灶的現象，試圖將體內有受損或不足處做一個修補，當然最佳的修補狀態，是在人體睡眠的時候，因此在修煉時會產生打瞌睡的狀態；建議修煉者在修煉氣功時若發生打瞌睡的狀態，請收功先休息補充睡眠，待睡眠補足後，精神狀態良好時再繼續修煉，如此則可事半功倍。

※修煉無極養生氣功有固定的課程 與修煉時間嗎？

無極養生氣功修煉的功法，係有固定的課程，但是教授的方式，則是因材施教，一對一個別教授，修煉的時間也可因人而異，一般來說基礎班原則上是兩個月可完成的課程，一星期一次上課，即可打通任督二脈，完成大小周天循環，達到小成；進階班的課程，則在三個月可完成，一星期至少一堂課，並打通全身經脈，達到修煉之大成。

※如何迅速累積身體的能量？

能夠迅速累積身體能量的方法之不二法門，就是開源節流，如何開源呢？一方面只要有時間就把握機會修

煉，二方面並需要能夠善加利用擁有好的能量磁場的環境或者也可藉由擁有能量磁場強的物質來加強修煉者的能量及功力；如何節流呢？那就是老生常談，規律節制的飲食，充足的睡眠，良好的生活習慣，這都是降低身體能量的消耗的生活方式；收支平衡也不過是持平而以，因此能夠懂得開源節流，雙管齊下才是修煉者累積能量提升功力最好的方式。

※泡溫泉時可以修煉氣功嗎？

修煉氣功者，其體內會產生熱度，以至體內溫度升高，而泡溫泉時的水溫溫度也很高，同時又修煉氣功，則容易造成體內外溫度同時升高，無法排除降溫，那麼就有可能造成休克、熱衰竭等等反應，因此不建議初階氣功修煉者在泡溫泉時修煉氣功。

※修煉氣功時為何口水會變多及有何好處？

舌頂上顎會使得口水津液增加，口水中含有許多對人體有益的成分，不僅可以幫助消化，亦可保護牙齒，消除口腔的細菌並促使口腔的傷口癒合，另醫學證實口水內含大量長春賀爾蒙，可使人減緩老化等等，在剛開始修煉氣功時，常常有學員覺得自己的口水很少甚至沒有，但是經過一段時間的修煉後，口水的分泌漸漸的增多，這是表示著身體漸漸轉好的跡象之一。

※修煉靜功時會有上氣不接下氣的感覺，怎麼辦？

其主要原因是因為修煉之時操之過急，呼吸、能量、意念三者並未完全結合之故；若是呼吸之間時間過長或過短，超過身體所能負荷，而造成上氣不接下氣，致使能量未能跟隨意念，隨心所欲之進行，就會產生如此現象，其實只要將呼吸之間的間隙稍作調整，保持吸吐之間，所謂的深、慢、細、長，有規律的循序的漸進的方式，那麼這個問題則可立即迎刃而解。

※為何修煉氣功時要舌頂上顎？

因為舌頂上顎會使得能量行進更為順暢，如同橋樑一般，成一直線，可節省修煉的時間，提高修煉氣功效率。

※如何運用氣功來改善睡眠不好的狀況？

在剛開始修煉無極養生氣功初級班之學員，在床上準備睡覺之前可修煉「太極運轉功」，如此不但可迅速累積丹田之能量的匯集，同時也因為暖丹的關係，會使得人體迅速的進入睡眠。

已進入高級班之學員，則在床上準備睡覺之前修煉「太極運轉功進階功法」，如此可使體內能量平衡於全身，下至湧泉，讓陽氣向下行進，因此可快速讓人放鬆入眠。

經醫學統計，全台灣有睡眠障礙等問題者，大約有五百萬人，在我教學的學員之中，有許多學員在修煉氣功之前都有睡眠障礙等問題，在跟隨我修煉之後，這些學員都不再需要安眠藥助眠，這些實例可參考學員心得部分。

※爲何修煉時不能以口吸氣與吐氣？

這是因為鼻子有對於吸入的空氣有過濾的功能，而口腔則沒有此項功能，若是以口吸吐，則容易將空氣中的細菌、病毒、灰塵等等吸入體內，造成身體的負擔，若是體內的防護作用不足，就容易造成疾病。

※全身經脈打通有何好處？

氣功的修煉是身心靈全方位的修煉，讓身體恢復健康，是修煉氣功最基本的目標，當打通全身經脈後，此目標日趨接近而達成目標，此時就可因時因地因宜而自行修煉，以達成身心靈的完善淨化，身體健康心靈淨化，如此則可達到壽與形全之目的。

※何謂意到氣到？

氣功的修煉實際上就是將呼吸、意念、能量三者結合，當此三者合而為一，則可自然形成意到則氣到，氣到則血到的境界，也就是意念可隨意主導氣也就是所謂的能量的運行，當可到達如此境界，則身體的自我防禦能力則大增，自我修護的功能也大大的加強。

※修煉心經有哪些禁忌？

在修煉心經時，有些禁忌必須注意，不宜在十一時至十三時修煉，因為心經行經的時辰為十一時至十三時，在此時人體最好保持心平氣和，宜靜不宜躁動，心主全身的血脈，因此心經行進順暢，氣血得以循環，五臟六腑才能得以滋養。

※何謂修煉氣功之大成？

打通任督二脈則具備了生生不息儲存能量補充元氣之能力，稱之為小成。打通全身經脈，則能將氣血導引至任督二脈，乃至全身血脈經脈，並使之循環者，稱之為大成也。

※開過刀之人，可以敲丹田嗎？

在初級班開始修鍊之初，都必須先行敲擊丹田，作此一暖身功法，此功法為「無極暖身功法」，這功法有幾項禁忌：
一、開過刀者，三個月內不可修煉；
二、吃飯過後半小時不可修煉；
三、洗澡過後半小時不可修煉；
四、激烈運動後半小時不可修煉；
五、女性生理期間不可修煉。

※修煉時吐納與數息的時間有何關聯？

氣功稱之吐納術及導引術，其實就是利用呼吸的這段時間，用意念導引體內的這股氣也就是所謂的能量，在體內生生不息的循環，那該如何掌握呼吸的時間及次數呢？則可以數息之方式來運用，不僅要求呼吸要做到深、慢、細、長，更要使之有規律。

那該如何使之規律？就是在於呼與吸之間時間差異不可過大或過少，例：吸氣十秒則吐氣亦維持十秒，修煉順暢運用自如之後，則緩慢增加，若是感到修鍊時有上氣不接下氣之感，則可遞減，如此循序漸進既可累積功力進步神速。

※氣功容易學習嗎？

「無極養生氣功」係本人將練功三十餘年經驗，將氣功修煉方式簡單化，以最科學最有效的方式，循序漸進的教導學員修煉，經教導的眾多學員統計，大致於二個月內可以打通任督二脈，六個月內打通全身經脈，盡力將畢生功法全數教授學員，讓氣功成為一個可終生修煉及養生的目標。

※丹田的確切位置在哪兒？

丹田確切的位置大約在肚臍下方約三指幅的地方，在修煉「無極養生氣功」時，丹田猶如身體的能量聚集點，就猶如汲水幫浦的馬達一般，馬力越強則水力越

大，相同的丹田的能量越強，那麼再打通穴道累積元氣及經脈暢通修護身體的能量也就愈強。

※怎麼樣的排便才算正常？改善便秘的養生功法又爲何？

長期便秘會造成體內大便等廢物蓄積大腸，並造成膽汁回收至肝臟，使得膽固醇升高，及肝臟負擔加重，因此排便正常與否是養生一項重要課題！那到底每日排便幾次算正常？最好的計算方式，就是每日你吃幾餐？就應排便幾次，才算正常，當然，這樣的計算方式，或許大多數人皆無法達成。若無法達成每日正常排便次數，可利用以下方式有效改進解決：

一、　有空就敲丹田；

二、　多按摩督脈長強穴；

三、　無極養生氣功之十二經脈拍擊法拍擊膽經。

四、　常指壓按摩肚臍眼左右二指幅天樞穴，促進大腸蠕動。

※小孩子適不適合修煉「無極養生氣功」？

答案是肯定的，小孩子非常適合練氣功。

現今預防醫學所包含的兩大項目為健康的促進與疾病的預防，此與中醫「上醫醫未病」不謀而合，均是強調防範未然、養生保健的重要性。適合各種年齡層修煉的「無極養生氣功」，正是主張藉由氣功的修煉能改善體質、自體免疫和復健養生，與上述兩者的觀點相符！

　　我所教授的學員涵蓋各個年齡層，年紀最小的只有四歲，年齡最長的則為九十三歲；每一位修煉者均修煉有成，除體驗到氣功的簡單易學外，更感受到修煉氣功後對自身體質改善與強健的功效。以我多年的教學經驗，由於年紀愈小的小孩子氣血愈通暢，因此修煉大小周天及打通全身經脈所需的時間愈短，在學習成效與未來修煉氣功的成就上，都佔據了即大的優勢。

　　此外，在孩童時期就開始修煉「無極養生氣功」，且能持續而不間斷地修煉者，在未來能成為精英的機率很高，理由如下：

　　一、體質增強、免疫力提高，擁有健康的身體是實踐理想最根本、最穩固的基礎；

　　二、 修煉氣功能增進氣血循環，等同做腦部有氧運動，能活化思考、反應速度與記憶力，進而強化學習能力；

　　三、 能持續不間斷地修煉者，代表其擁有「專心」與「恆心」，因此在需要專注力學習的事物上也能游刃有餘地學習，進而成為佼佼者。

　　綜觀上述，能在年幼時有此機緣福份修煉氣功，不僅能擁有健康的身體，也為未來立下通往高成就的契機。

※身體產生病痛，何為因？何為果？

　　人體內的十二經脈乃脈脈相連，五臟六腑則相依相生。若我們換個角度來說佛家的因果，我們如何對待自

己的身體（因，例如：長期熬夜、常喝冷飲、喜歡吃肉不吃蔬果、不愛喝水……等等），身體自然也會在當下或經年累月後，呈現出不同的生理狀態（果，病痛）。

　　很多學生在修煉氣功一段時間後擁有很好的氣感，進而對自身體內變化的敏感度變高，因此更瞭解到曾經自己如何對待身體，那身體所受到的損害、疲憊、病痛，都會在修煉氣功時一一反應出來，並在持續的修煉中一點一滴地逐漸修復。

　　生命無常多變，每個人都有自己要去跨越克服的考驗與難關，但是健康的人生絕非奢求或遙不可及。「壽與形全」是可以運用智慧所選擇的，也是修煉氣功最終的目標。

第六章

學員修煉心得分享

學員／王瓏霏（清華大學外語系兼任講師）

我會開始學氣功，純粹就是為了恢復健康。在練氣功之前，教學任務一變重，我就容易發燒感冒，一天到晚都在咳嗽，夜咳的特別厲害。但最困擾我的還是肩頸酸痛（痛到不能入睡，一週至少要去給人家按摩點穴兩次）與腸胃問題，以及類風濕關節炎、膽結石、婦科等一堆成年老毛病。

兩年多來，找了非常多中西醫調理，甚至還找通靈的師姐，開宮的宮主等各種民俗療法治療，每週下南投去給氣功大師按摩點穴長達半年多，一週練幾次瑜伽，但都是治標不治本，沒法根治，只能稍稍紓解，過沒三天又痛到不行。後來覺醒唯有自己學會治療自己才是長久之計，而不是靠外部的藥物吃愈多愈毒（無論中西醫藥，都不是天然的，中藥的重金屬含量也不低），長久下來很容易肝腎不勝負荷。但一般運動只能保持身體維持健康，一旦發生重大毛病，是不能治療的。

曾老師創立的「無極養生氣功」同時兼具養生及治療的功效，一路練下來，覺得無極養生氣功很像靜態的慢跑，要配合呼吸及律動，也像隨時可以自己製造不傷身的純天然中藥，提供給身體所需的養分。因為走路、開車、上課、入睡前時都可以隨時練功，只要我有意識的呼吸都可以運氣。老師教的功法和一般動功的氣功（如外丹功）很不一樣，是屬於靜功，養內氣，練到有很強的氣感之後真的覺得很酷！我才起練不到一週便可

以感覺到很強的氣感了！關於練功的經過與心境歷程，我逐一描述如下：

一、打通任督二脈

我是個無可救藥的教學狂，而為了恢復健康，我也變成超級練功狂。我一開始練「無極養生氣功」就非常勤快，一天練一式，每天練二至三小時，早中晚都抓時間猛練，下午也一定去氣功教室練功，所以從第三式氣上手開始，每一式就都相當有感覺。練到長強穴時，更感覺下盤如辣椒般火燙，這可能也是因為我開始配戴紅石榴石腰鏈的緣故。每當面對紅石榴石練功，我練功總是會熱得非常快。曾老師說因為紅石榴石是女性石，針對海底輪，所以有腸胃或婦科問題的婦女練就會產生很強大的共振，同時可以有效改善手腳冰冷的問題。我本身就有數十年的腸胃毛病，再加上不太容易流汗，新陳代謝差，所以手腳冰冷一直是我很困擾的問題。然而在練不到一週時間，尚未完全打通任督二脈時，我就可以藉由運氣自己製造人體暖暖包，手腳冰冷問題大幅改善。特別是每當腸胃有任何不適或產生脹氣，就趕緊運行大小周天，不到五分鐘脹氣問題就消失了。而現在也很少出現胃痛的情形了！名為氣功，實為神功啊！

二、挑戰十二經脈

打通任督二脈之後，緊接著又開始練進階課程十二經脈。練第一條肺經時出現咳嗽徵狀，很有可能是因為開始佩戴強大能量的捷克隕石的關係，因為一佩戴上它，我就開始狂咳不已；運氣不到五分鐘，全身就會開

始像一顆火球在燒，可是一但將捷克隕石拿下來就不怎麼咳了，後來才知道對於虛寒體質的人，不適合一開始就佩戴能量過強的捷克隕石在膻中穴上。因此，之後我改戴比較輕巧的捷克隕石項鏈，咳嗽徵狀就舒緩很多，但是大約要練半小時左右，才會有很強烈的火熱氣感。

　　由於我想要早些打通十二經脈，所以還是堅持每天練一條。因為老師說有感覺就繼續往下練，加上我又練非常勤快，所以每條經脈都練得非常有成就感。但是光一週就練了十二經脈中的前六條，一下子果然太猛了，所有潛在病兆都被逼出來，加上我功力尚淺，沒徹底療癒就練下一條，導致練到第七條膀胱經時，終於發燒病倒了。後來曾老師就建議我先不要急著往下練，先勤練膀胱經，等發燒等徵狀解除再繼續往下練。膀胱經我練了將近五天，前一兩天練習時都是狂咳不止、頭昏腦脹，練大小周天時都是如對著冷凍庫練功一般，全身發寒、寒氣一直持續不斷地從湧泉穴送出。期間，老師一直鼓勵我一定要堅持練下去，到了第三天的時候，練第一個小時時還是狂咳，進入第二小時就突然感覺背後的膀胱經絡氣走得非常順，很溫熱的感覺，神奇的是從此之後不再咳嗽，所有發燒感冒徵狀也完全消失了！果然還是應該按部就班，欲速則不達啊。一個個經脈慢慢修復才是上道啊！

三、 水晶礦物的療癒能量

　　除了前面所提及的捷克隕石及我最愛的紅石榴石，骨幹水晶對於排除負面能量更是強大到破錶（套一句曾

老師的口頭禪）！所以每次到氣功教室，就趕緊把兩大骨幹水晶拿來放在一前一後，前後逼出我身體上的負面能量。當初練膀胱經時就是用這種激將法，讓超嚴重的感冒狂咳徵狀沒三天就完全痊癒，高燒徵狀迅速解除。到後來也不會像一開始用骨幹水晶練氣那麼寒冷直發抖，現在練功，即使是對骨幹水晶練，也不冷了，而是一股強大的灼熱感。真是太酷啦！也是因為這樣才深刻體會到，有千萬年歷史的水晶礦物帶來的正面能量，是如何能神奇地幫助消除身體的負面能量，加上氣功的輔助，更能達到加乘的功效。這當中的浩瀚境界，真的只有親自練功才能領略的到啊！

四、竹北氣功教室的成立

現在我看到朋友或學生及家長有感冒咳嗽等，都當場示範教學簡單的甩手功。不過真正厲害的還是以靜坐為主的氣功，因為修煉靜功才有機會打通任督二脈（初級班）及淨化五臟六腑的毒素（十二經脈進階班）。由於深刻地感受到氣功帶給我的種種好處，我和我先生也在自家二樓佈置了一個氣功教室；民國一〇〇年二月竹北教室成立，便請曾老師到竹北來教我的家教班學生及家長氣功，第一期就有近三十人報名。認真練習的學員反應，修煉氣功後變得很早起、一天精神都很好，幾乎都不打呵欠了！腸胃不好及手腳冰冷的學員也反應改善很多，真是太感動了（>//<）！

也由於我在自宅一樓教授兒童英語家教課程，家長大多會利用小朋友的上課時間在二樓氣功教室練功，免

去一小時來回通車接送之不便，充分利用時間練功，達到養生保健之功效，氣功教室也因此成為獨樹一格的家長休息室。

　　透過氣功，我和我老公的感情也更加甜蜜，多了一項共同的興趣。每天早晚夫妻倆一起練十五分鐘的甩手排毒功及練三十分鐘到一小時的全身大小周天，也成了我們不可或缺的日課。而我以往早上起來會有的肩頸酸痛，或因為膽結石的腹部疼痛及腸胃不適，甩完手練完功疼痛也消失了！而且發病頻率愈來愈低，疼痛指數也愈來愈低，果然自己才是自己最好的醫生啊！現在就是加緊練功，期待完全無痛感的一天！

　　最近住家後方開始超大型建案的施工，週一到週日不停施工，打樁的超大噪音搞到我瀕臨精神崩潰，數度嚎啕大哭，嚴重幻聽。曾老師提醒我，一定要保持正向思考，加緊練功，才不會那麼容易受外在負面環境干擾。我趕緊恢復練功，前兩天練功，因為施工噪音睡眠不足，一直覺得頭很痛，無法靜下心來練功，接下來幾天就大幅改善很多，漸漸可以抵抗工地的魔音傳腦了。希望我能早日練到曾老師的入定境界啊！

學員／吉翔立

　　在眾多修習氣功的學生當中，我算是當中年紀很輕的一位，大約是在二十歲的時候開始修煉。也因為年紀較輕、氣血活絡，所以修習的過程相當順利，沒有遇到太多阻礙，很快就把十二經脈都打通了。

　　十二經脈剛打通時，皮膚偶爾會有跳動感，很像是跳眼皮的跳法。好奇拿經脈圖一對照，原來跳動的位置都是身體主要的經脈穴道！約一週後，跳動的地方改為支脈。一陣子後，跳經脈圖上未記載的細脈，最後就不跳了。現在練氣功時可以感受到自身強大的能量在身體中運轉，意到氣到，算是很有趣的體驗。

　　在接觸氣功之前，我與一般年輕人的飲食習慣與作息幾乎無異。熬夜出遊、生活作息混亂、飲料非冰的不喝、淋雨騎車等等的年少輕狂行為樣樣都來。在氣功稍有小成之後，我開始感受到了這些行為對我身體上的作用。但並不是因為身體開始產生病痛，而是因為練氣功會增強對自身身體的感應能力。

　　練氣功得到的能量就像是獲得一個額外的電池，自身可以很明顯感受到電池中的電量，就會開始思考這樣消耗能量的事情是否對自己有幫助。在這樣的年紀就可以用親身體驗這些事情，我覺得自己是很幸福的。

　　在台北教室中看見許多人來修煉氣功，每個人的動機與過程都不太一樣。重病患者、中老年養生，大部分人都是靠著大病小痛才體會到養生的重要性。所謂上醫醫未病，如果可以在生病之前就先增強自身的免疫力，堵絕自己生病的可能，就算是生點小病也可以快速痊癒。

　　希望這篇心得可以幫助到各位，誠摯的邀請各位可以來體驗氣功對自己身體的改變。

學員／宋先生

一直相信自古流傳的氣功，是養生的基礎方式之一。所以想要學習一個對身體真正有幫助的功法，不在意學費的多寡，只要能有效、快速的學成，符合現代人的功法即可。十多年前，即開始發心思遍訪各大名師，還曾經出國練過元極氣功等等。然而自身的症狀，皆未能得到改善。

偶然間於網路中得到無極養生氣功在台北的教學資訊，抱著方便就近學習，且學費合理，便抱著姑且一試的心態開始學習。在學習的過程中，藉由許多同學對能量的感受分享，讓我知道自己的氣感低於一般人，可是看著、聽著，眼前這麼多同學健康的改善，活生生的實例，讓我不氣餒，並支持著我對氣功的信心及執著。持續未斷的練習，讓我得到了超乎預期的效果，困擾多年的脂漏性皮膚炎以及慢性鼻炎症狀，已明顯改善，如今在練習了「無極養生氣功」一年三個月後，我確信練氣功是健康，養生治本的方法。

自己的健康不必靠藥物，不必靠別人，自己就可搞定，當然前提是要持之以恆的練習囉！終究天下沒有不勞而獲的好康，要有所獲必要有所付出，現在我已養成每天練氣功的習慣，除了平日的開車、開會、找到時間就練功外，每天下班後到教室練功半小時，也是我每天的作息，希望早日練到同學們說的臟腑熱到不行啊！

半年前趁著暑假，帶了十歲的女兒來練氣功，今年

秋天，她慣例的過敏症狀居然沒出現，還有，她學校裡同學間流行的感冒也都能倖免，未受感染，最近她臉上偶爾冒出的痘痘也消失了，這真是太棒了！噢，對了，女兒說我在練了「無極養生氣功」後，唇色也明顯較過去紅潤，相信這是氣血循環變佳的現象。

洋洋灑灑雜亂地道出些許練功感受及體悟，希望能分享給對氣功有興趣的人，謹此誠祝大家健康啊！

學員／林武男

有機緣接觸氣功，實因妹妹——林淑霞老師積極推廣「無極養生氣功」之故，若非因被她推廣氣功的執著與全心投入的滿懷熱忱所感動，至今我仍會是氣功的門外漢，無緣修煉氣功，也無法領受到氣功的好處與威力。如今深深體會氣功對提升身心靈健康的優點而每日勤練氣功，全家人老婆及三個小孩也都加入修煉氣功的行列。

話說二○○八年七月，妹妹送我一本《開啟健康之鑰——無極養生氣功》書籍，並叮嚀我有空閒的時候，翻一翻、看一看，若想修煉，隨時都可以請教她，由於當時身體硬朗，對氣功沒有迫切需求，略為翻閱後，即將書本束之高閣。偶而聽妹妹聊說「無極養生氣功」功效，說學員罹患癌症末期，已進了安寧病房，認真練氣功幾個月後，居然痊癒了；漸凍人，手與手臂已漸無知覺，認真練氣功後，已可正常行動，復職回工作崗位，漸凍人的主治醫師在深入暸解後，也加入修煉氣功的行

列……等，這期間，一直聽妹妹說氣功的好，一直推薦我練氣功，惟機緣未到，僅覺得氣功很神奇，應該要挪出時間來練。

直到二○一○年十一月初，妹妹找我商量，想善用家裡未開店的店鋪，開設無極養生氣功台中研習中心，提供星期日的授課服務，這時我才驚覺，妹妹練功是認真投入的，是積極熱忱的，儘管我請她先專職於工研院的工作，授課事宜待退休之後再說，她卻回答我：「工研院同事的爸媽罹患癌症，人在台中，不方便去新竹上課，曾廣中老師及他們都希望我撥出時間來教授他們無極養生氣功的功法，你難道要請他們等我退休後再來學嗎？假日授課又不影響工作，就騰出空間，放手讓我發揮。拜託啦！」看到她意志堅定，自信十足的神情，這時我開始好奇無極養生氣功功法為什麼讓妹妹這麼認真的推廣，真的這麼有效嗎？真的這麼容易學嗎？

我只有一個寶貝妹妹，她願意犧牲假日付出，做推廣健康這麼有意義的事，我當然支持她！這時，我也重新打開《無極養生氣功》書籍，認真研讀與修煉，在妹妹林淑霞老師的用心指導下，我一週即打通任督二脈，接著跟台中研習中心的學員一起上進階班打通十二經脈。隨著持續修煉無極養生氣功，內功不斷精進提升；當吸氣、觀想能量緩緩從眉心進入時，可明顯感受到超強的能量自眉心印堂穴進入；當上中下三焦充滿氣時，可強烈感受到強大的能量有如一顆巨大的火球聚積在三焦；當吐氣時，可感受到百脈在流動的感覺，身體四肢

會感受到類似微電流在流動的感覺。氣功對人體具有養生、保健、防病之功效，由於功力與日俱進，身體防護罩也愈來愈周延，幾乎很少感冒，雖然上週不小心感染了流感病毒，出現喉嚨痛、肌肉酸痛及發燒等症狀，但在沒有看醫生拿藥情況下，藉由內功的護持與修復，兩天即恢復健康。在心靈方面，經由每天的靜坐練功，在心靈上也得到安定的力量，整個人都非常的正向開朗，心情愉快無比。

　　所謂預防勝於治療！希望大家平日就要做好保健工作！「無極養生氣功」是很好的保健功法，而且愈年輕愈健康時修煉，愈能收事半功倍之效！古云「師父領進門，修行在個人」。為提升功力，不論我再如何忙碌，每日仍不間斷的修煉無極養生氣功，不論是晚上就寢前或片刻空檔時間，都善加利用時間來修煉，每日練功至少三十分鐘（累計）。俗話說：「放棄只要一句話，成功卻要一輩子的堅持。」沒有持之以恆的修煉，難以達到大成。

　　民國一○一年八月妹妹毅然辭去新竹工研院的工作，回台中全職推廣無極養生氣功，我二話不說，一樣力挺她到底，將春林傢俱店面隔出一個空間，讓給她作氣功教室，彼此互相照應與支援。現在每天看著她認真教學，不論是孩童或是年輕人或是中年人或是老年人，她總是親切有禮，既細心又耐心的教導他們氣功，微笑永遠掛在臉上，對於學生的疑惑，也總是詳盡的回答，是一位傳道、授業、解惑的好老師。在台中研習中心

裡，有幾位學員是重症病患，如果他們有機緣可以早一點接觸與修煉無極養生氣功，也許就可以不必這麼受病痛之苦。學員認真練氣功，身體逐漸好轉，情緒與態度愈趨於正向，真的很令人感動！

現在我已可完全理解妹妹專職推廣氣功的心思了，因為這是一條她可以發揮長才、可以積德行善的一條道路，現在看她慈眉善目、容光煥發的莊嚴相貌，我想推廣氣功應該是她的使命吧！做哥哥的永遠支持妹妹，也全力支持曾廣中老師，期望這個能帶給大家身心靈健康的「無極養生氣功」能發揚光大。

學員／林老師

我是一個約三十多歲的教師，在一次與同事聊天得知他在學氣功，基於好奇及想試著改善身體的前提下，來到了老師的教室。

沒練氣功，真的不知道身體狀況是如此的不及格。練了約三個月，練到十二經絡的脾經時，就馬上出現氣衝病灶的情形——頭暈。因為我從未頭暈過，而且又是非常暈，所以當時的反應是嚇壞了，又因對氣功的了解太淺薄，再加上信心不足，因此，儘管老師力勸我繼續練下去，我還是因著恐懼未知而暫停氣功，嚇得快逃跑了。日後我才明白，真如當時老師所說，當氣衝病灶時，更應該多練，才能夠克服病灶。而當時老師也花費了許多時間與氣力，鼓勵我繼續練下去。所以，當出現氣衝病灶、不大舒服情形時，請大家一定要相信氣功，

相信老師，有耐心、持續更認真的練功，才能將過去積累疲憊的身體慢慢修復！

一切歸零後又重新開始，是比較放慢腳步的在練功，隨著時間增加練功的時數，有感覺到身體在改善，以前一提重物（約四公斤），腹部會有痛感或脹脹的，在勤練氣功、日漸累積之後，痛點慢慢的縮小，疼痛也減輕了。我猜想應該是氣血循環變好之後，原本發炎的組織細胞會慢慢修復，因此減輕疼痛。因為是女生，常常要為了不是很準時的生理期煩心，在每天都撥出至少約一到兩個小時來練氣功後，漸漸的發現生理期愈來愈準時，身體漸入佳境後，心裡也變得較安心放心，緊張情緒也較舒緩。

在練氣功之前，我是個很沒有自信的人，試圖從各處努力讓自己更有信心，但常常仍覺得沒信心；練了氣功之後，我慢慢的多了些勇氣與自信，也比較敢表達意見。我想，這是氣功的賞賜，不然我真的不知從何去尋找自信。

其實，還有很多大大小小氣衝病灶的情形發生，我想唯一的原則就還是老師說的，秉持正面的態度看待之，並善用老師的氣功教室練習，這樣一來，各種情形就會慢慢過去的。愛情字典裡常說要在對的時間遇到對的人，氣功則是要在對的時間遇到對的人之外，還要再加一個要在對的地方練則會更好。

氣功教室佈置許多能量高的礦石，初來乍到並沒感覺特別也不以為意，而且以前我都認為我們為什麼要去

相信礦石？練氣功兩年左右後，則已能深切感受到老師教室佈置礦石的美好能量。

常常在網路上看到學員們的分享，學員分享能不斷鼓勵增強我對氣功的信心。因此，也想和大家分享短短的兩年練功心得。我想，我們因緣際會地來到老師的氣功教室，就好好的秉持著正面思考持續練功。因為，唯有當自己更健康更有能力之時，也才得以幫助自己、家人、他人，並且更有氣力去做需要做的事，得以良善循環，生生不息，也謝謝同事介紹氣功、及老師們與所成立的氣功教室！

學員／段渺仙

有很多知名品牌，比如說蛋糕啦、皮包啦，他們接受媒體訪問時，都會說：「我這個東西很好，沒有跟你們分享很可惜。」賣咖啡的也說：「一定要跟你分享。」現在我就是抱著這樣的心情來跟大家分享，練無極養生氣功真是好！

曾老師出版第一本書時，當時十二經脈還沒全部練完、沒多大體驗的我也寫下了練功半年間身心的變化：血壓和心跳經由練功變得比較正常；如今，練完十二經脈且繼續不斷修煉的我，有更多體驗可以和諸位分享。我是屬於「極重度殘障」的病人，身體方面很虛弱，練功時出現的反應都比別人慢，不麻、不冷、不熱……，幾乎快要喪失信心，但是老師和同學都說我精神愈來愈好，可見氣功已發揮作用。

剛來時步履蹣跚，最好是要有人攙扶，開始練習十二經脈後就可以走得順一點了。你可能覺得這算什麼，可是對我而言，已是一大進展。練功前曾因靜脈栓塞住院N次，靠輪椅渡過那段悲慘的日子，因此兩腿一直無力，能好好走路已是一大進展。

十二經脈練完後二個月，全身發熱，熱到晚上睡不著，那時真高興終於有了明顯的反應，但沒想到接下來有更多的苦頭。先是拉肚子，拉到四肢無力，老師說這是排毒，一排就是二星期；再來手肘發炎，原以為是提重物所致，後來才知道也是調整身體所出現的狀況之一。馬偕急診室給了消炎劑、止痛劑就被趕回家了；吃了藥，換成胃不舒服，練功反應慢，吃藥反應還挺快的。再來腿痛到不行，趕快掛急診，一如往常驗血、照X光等等，依然找不到原因。接著，大拇指紅腫、手背腫脹，通通不理它，很可能都是練功反應。

練功的重要性我也知道，但是身體很弱，晚上十點要睡覺，早上七點多要上班，到底什麼時候練功呢？通常我都是利用上下班搭車時間練功，或是晚上聽法師弘法時坐下來練，時間也不會太長，因為容易腰酸背痛根本坐不住。自九十四年腎臟生病後就無法靜坐，但無極養生氣功帶領我進入另外一個靜坐的世界，十分鐘、二十分鐘的修煉、累積也能達到功效。

結業後每個星期六依然到練功場所和老師、同學一起共修，最重要的是，若有問題隨時可以請教老師，老師也不厭其煩的教導對治方法；他不但很會鼓勵學生，

同時也很關心大家的健康、生活情況。

　　最近一個月肚皮痛，主治大夫沒聽過，曾老師也說沒聽過，相信現象和以前一樣，經過調整也會恢復正常，這是我對無極養生氣功的信心。

　　持之以恆，每天練功，一定對健康有所助益，對提升心靈的淨化也能有幫助，我的同事都說我氣色愈來愈好，紛紛報名一起練功。希望更多人一起參加，無病強身，有病健身。感謝曾老師傳授的功法，讓我能更有元氣的活下去。

學員／段佩宏

　　我很羨慕其他學員「坐捷運可以練功，坐公車也可以練功」，因為我每次只要練功，在五分鐘內就會一定會流眼淚，真的是『二行清淚』喔。所以，我只好安排早上練動功「甩手功」，晚上練靜功「小周天——三合一功——大周天」的自修課表，每天大約二十到三十分鐘，三個月後雖然沒有出現其他學員「全身發熱」的現象，但欣喜的是我的症狀好了——不必再服止痛藥了！

　　我有嚴重的「經痛」症狀（主要病因是子宮內膜異位及巧克立囊腫病症），每次要服用十二顆左右的止痛藥，特別的是要服 Ibuprofen 400mg 成份的才可抑制疼痛現象。尤其是來經的前二天，一定要照三餐外加宵夜似的服藥方式，否則是疼痛到不甚負荷，我常戲稱「平時一條龍，痛時一條蟲。」

　　雖然，藥師評估如此的藥量是安全的範圍，或有醫

師建議使用「服避孕藥，三個月來經一次的方式」減少服藥的次數，但我認為這都不是治根本的方法。幸運的，經由姐姐的大力推薦，我也如獲至寶的習得了無極養身氣功，現在終於可以無痛地渡過每次的經期了。

與其說我的氣感很低，不如老實說，我應該要多用點時間努力練功；所以無論在練「打通任督二脈」的階段或「十二經絡」的階段，我總是感應很慢，但也一步步烏龜式地經歷了各階段的一些修復反應，例如：練習「足陽明胃經」後，出現胃痛的修復現象；在練習「手太陽小腸經」後，有肚子作響的現象；在練習「足少陰腎經」後出現腎部疼痛感的修復作用現象；而反應最神奇的是，我初練氣功的第二堂課後（就在第二式：丹田吐納功後）的來經期，止痛藥用量就減少六顆左右了！

雖如藥師說我是在安全的範圍內服用止痛藥，但常年的服藥對腎臟也傷害不少，尤其在練「足少陰腎經」時反應特別強烈。我不會以達成了近程目標而停止練習氣功，反而更加緊腳步朝向遠程目標『養生』——我想這就是曾老師提倡無極養生氣功的目的吧！

在全民都強制納入加保對象的「全民健康保險制度」，沈重的「罕見疾病」、「癌症疾病」、「重大疾病」、「慢性疾病」等的費用支出，早已造成不得不的嚴重赤字預算。我將中醫師的名諺**「冬天蘿蔔夏天薑，不用醫師開處方」**改為**「全民提倡練氣功，健保費用花得少」**，請大家告訴大家，一起共同努力！

學員／翁三協

　　曾老師心胸寬大不私藏，發揚中國古老智慧的氣功結晶，幫助有緣人得到健康的身體，遠離疾病延年益壽，有緣認識曾老師是我的福氣，讓我的生命充滿喜悅和健康，大難不死必有後福。

　　九十五年我病危，是惡性淋巴腫瘤，鼻子不能呼吸，心、肺、腎臟都嚴重積水，又吐血，醫生說：「這症狀要治癒是微乎其微。」可是老天讓我重生，在經過化療二十五次、電療三十次後，終於脫離病危的魔咒，可是身體非常虛弱，面黃且蒼白。對於氣功，我非常喜歡而且有興趣，可是名師難求，經過許麗純學姊介紹之下，曾老師傳授的無極養生氣功，不但可快速練成，身體也迅速的恢復健康，於是我當下就報名；曾老師為人非常親切，詳細的解說每個細節，毫無保留的教導；因病困擾我的的頻尿，在練習的第二週，居然就恢復正常，讓我信心十足、每天更勤加修煉氣功。

　　關於氣功神奇的奧秘，在經過三個月任督二脈都打通後，因電療化療的後遺症，如：口水減少了五成，幾乎沒有味覺等，竟然也慢慢恢復到有九成以上的口水，吃東西的味道也恢復至九成以上！平時吃紅麴並且配合氣功，身體的病況如：血管硬化、眼睛出血、手麻嚴重等，都康復了，這是一般藥是無法迅速達成的。經過第二階段打通十二經脈的修煉，曾老師把氣功修煉成功的訣竅不私藏且毫無保留的傳授，讓我的能量天天不斷的

增進增強，並使自身抗體免疫力大增，最明顯的變化是白血球的數量！因電療化療的兩年來，白血球都低於三千二百（正常指數是四千至一萬），練功後每個月驗血，白血球從低於三千二百逐漸地好轉到四千五百、最後恢復到正常值，不但面色紅潤，頭髮變黑，不再掉髮且精神變好，到此完全體會到氣功的神奇。癌症忌諱酒、鴨、鵝、羊肉、蝦蟹、茄子、南瓜等，切記痊癒後也不能碰，不建議吃素，要攝取足夠蛋白質才能造血，才有元素抗體，否則體虛則無法抗癌，生命不保。

練氣功是最佳的健身與養身的方法，幫助身體復原，一生受用不盡，感謝曾老師，願無極養生氣功能發揚光大，造福更多更多的有緣人。

學員／馬國英（高中英文老師，53歲，女性）

歲月不饒人！這對剛年過半百的人來說一定特別敏感，畢竟以五十歲為分界線的話，在此之前與之後的身、心方面都必有明顯的差異！對女性來說，更年期的症狀逐一浮現，外貌上開始有不同，頭髮變白了，皺紋明顯增多了，膚質也變了，新陳代謝也差了，消化也慢了，爬個樓梯也會喘了，等你驚覺「老」這個字的時候，它已不知不覺接近啦！你想不接受也不行，不承認也無法。雖說老化不是病，但一旦面臨，還是心不甘、情不願的惶恐，不知所措！漸漸地，也不知是從何時開始的，和朋友聊天的話題，竟從相夫教子轉為如何保健養生，說穿了，誰都想要用盡方法企圖挽回青春，即使

只能包裝或偽裝也好啊！

去年年底，一個機緣，隨朋友踏入曾老師的練功教室，老師簡短地介紹了一下氣功，我也不經意的隨便聽聽，可是一聽到他說什麼任督二脈可約兩個月內打通時，突然間，彷彿又燃起我年輕時因喜愛讀武俠小說，陶醉於各門各派神功的好奇心，接著觀其上課情況，見老師不厭其煩的一個一個學員親自教授，並且竟用同樣欣喜熱切的口吻一一詳細說明，這對我一個教書已有二、三十年經驗的人來說，很快的可看得出來，老師確實是對氣功充滿熱情（passion）。其實這並不特別，因為凡是對自己有興趣的事物，誰不是熱情澎湃呢？但特別的是，當老師在教授時，那充滿歡喜又熱忱（enthusiasm）的態度！彷彿握有一顆稀世珍寶，正興奮地展現介紹一樣！因此當下我即毫不猶豫地報名參加。想像自己好像踏入了少林寺還是武當山，準備開始拜師學藝！

接著，我按部就班地每週往教室報到一次，每天照老師教的方法練氣功半個鐘頭，老師說我的氣感很好，我也不以為意。（其實我想這可能是有原因的！在此之前，我每天早上原地練自發功約十五分鐘左右，為期十年，但因一直無人指點，也只當作是一種暖身運動罷了，可能這就是促成我較易有氣感的原因吧。）無論如何，反正我就是一步一步地慢慢練習，不貪快也不貪功，只求盡力、步步到位，儘量完善沒有疏漏就好。心想我手也骨折過，腳也骨折過，腰椎也受過傷，反正練練也無妨。其妙的是，在練了約兩個月之後，有一天晚

上練完功後，正準備躺下就寢，突然間，整隻腿自髖關節起，一股熱氣環繞緩緩往下直至腳掌，然後整個腳掌像是腳抽筋一樣痛了約兩分鐘，當時心中非常害怕，以為這下可慘了，八成是練錯了什麼步驟，還是走火入魔了！不料，痛完後，接下來，只覺得曾骨折過的腳踝陣陣暖流圍繞，甚至連續數天漸歇性地都可感覺該處有氣流的行進，這種感覺，真是奇妙，不可言喻！

接著我又練了兩個多月，一天，一位朋友說我氣色不錯，還突然問我是否用了什麼生髮水，我才恍然發覺時常洗頭或梳頭都掉一大堆頭髮的情形已不知不覺地改善了，而且似乎還新長出來一些頭髮，難道氣功還有養顏美容的功效嗎？光憑這點，就可讓我練之而樂此不疲了！

我深深覺得氣功這門功夫真應該廣為推行，好讓現代人能有更充沛的體能面對生活中的種種壓力，也可使越來越多的銀髮族得到一個可以自我保健的方法；再者，想要練好氣功，必定要能靜心虛心，而且有耐心和恆心地每天練習才有所進，這豈不也是我們修身養性的不二法門嗎？感謝台灣有這麼一位對內功如此執著而且熱忱的老師，才能使我有機會一窺中華文化幾千年老祖宗傳下來了資產，並得到一個可以以自身力量就能修行養生的秘方。

學員／陳柏文

我是三十歲的上班族，在九十八年五月的時候，看

某論壇隨性點到『武學』的分類，剛好看到一篇文章有人在講養生氣功（有推薦老師的著作：《無極養生氣功》，我猜應該也是學員）。男孩子應該大多是看武俠小說長大的，都會幻想哪天自己也能夠像個大俠，我自小身體健康狀況一般，後來有幸在專科的時候加入類似禪學課程的社團，也稍稍練過禪修，後來也是不了了之。現在出社會好幾年，因為工作的關係感覺戶外運動這件事真的不容易去做，在想改善自我健康的情況下，學個氣功的念頭就此產生了。

　　也算運氣不錯，剛想要學習，在新竹地區就有找到研習中心，在隔天下班後去詢問、初步了解並認同後，就開始學習啦；畢竟，有個老師帶領，總比自己亂七八糟、道聽塗說的亂練，要好很多也相對安全。

　　初期要練功，心理上還是有些擔心，但由側面了解，將近有四千多名以上的學員幫忙當做見證（人數上持續增加），這讓剛要投入的我心理上很能接受。畢竟透過這麼多人都沒有不好的狀況出現，且學員中很多高知識分子和公務人員，表示練這氣功應該是真的很有效果的。

　　基礎階段練功時的狀況：練功的進度可以說是一天一式，主要是對氣感的感覺，練到第三式要氣感能隨意念到達手上才能往下練。練功之初，因為每個人的體質和狀況都不一樣，對『氣』的感受和感覺也不一樣，所以按部就班練功是很重要，也因為之前就有練過一些基礎又類似的東西，如腹式呼吸、禪修，所以本身對氣感

的感受，還算比一般人好些（其實只要你年輕，應該都可以很快感應到氣感）。至於什麼是氣感？簡單說運動後身體會些微的發熱，而當你意念和呼吸注意到身體的某個部位（像是手）會產生發熱，發麻，或微量靜電反應就是氣感的感覺。這感受真的是很奇妙，讓我開始特別觀察身體的慢慢改變，畢竟眼見為憑，是否身體真的有改善、變好，留意才會比較得出來。

應該是練功時間算短，有很多身體的狀況反應，所以疑問很多、常問老師；後來發現練功不要心急，慢慢按照進度、持續地練功，成效就會一一顯現。

目前自己也在學進階的課程，每天練功的時候都會有那麼一些的感受，真的能感覺自己有些在改善，可是還不太能形容出來，但對練習氣功是越來越有興趣。感謝老師教授氣功，並期許自己持續修煉後，健康上能夠達到更滿意的狀態！

學員／彭聖墻

快速變遷的社會對上班族而言，必須面對更複雜且多變的工作內容，沈重的壓力負荷即刻接踵而至，在身理上和心靈上，對我們上班族有說不出沈重的負擔。

西方醫學證實了環境與壓力對疾病有相對的關係，自各種醫學報導中可以得知，身體的各個系統，包括自律神經系統、內分泌系統，甚至免疫系統，均可能遭受壓力的打擊。一般常見與壓力有關的疾病包括：消化性潰瘍、高血壓、偏頭痛、氣喘、過敏性鼻炎、緊張性頭

痛、以及各種壓力症候群……等，這些疾病雖然不會立即威脅生命安全，但若是長期在這類疾病的影響之下，心身也將長期受到疾病所苦。

　　以自身的案例來說，在前面所提及的病疾中，就發生過好幾項，常常為了病痛找了西醫，想要根本改善就找了中醫，但是實際上，似乎兩者的幫助並不是很大，自已也意識到，想要快點好找西醫卻無法治標，想要治本找中醫卻不知要調理多久。這樣週而復始總覺得身體一天比起一天差，雖然沒有重大的傷病，但是到最後也一定是毛病一籮筐。

　　跟隨曾老師學習這麼久的氣功，心裡一直覺得很慶幸和感激；慶幸有機會學習到真真實實的氣功，感激氣功對身心方面的幫助和改善。短短的時間內，曾經存在的病症，如季節性感冒、呼吸道過敏、偏頭痛、肝火旺盛、腸胃消化、胃潰瘍和腸胃道老化等等，皆一一的獲得改善，而且身體的自我修復能力也變好了，身體的病痛減輕後，對生命又再度燃起了希望。

　　疾病的遠離，身體機能的再恢復，這些成效是當時學習氣功時，所無法想像的。也因為自已親身感受到氣功對身體健康的效果卓著，嘗試著以社團的方式推薦給同仁。每每當同事的身體健康有所進展時，也能感同身受到康復帶來的喜悅。

　　雖然「氣功」是先人留下的珍貴資產，總覺得很難親近，很難體會和學習，但是經過曾老師苦心鑽研，以科學和易懂的教學方法，使每個學員都能很快的學成。

我個人對氣功的看法，乃是一種透過呼吸練習的方式，喚醒身體內在的潛能，讓身體產生一股能量，氣在身體之運行，有中醫經絡學說佐證；由任督二脈到五臟六腑的十二經脈，完完全全可以感受到它的存在，也藉由持續的練習，使得身體愈來愈健康，心靈愈來愈正向。

在此也再次感謝和推崇曾廣中老師所教授的無極養生氣功為人們帶來健康與幸福。

學員／彭涒誠

氣功！我在很早年就想學的一門功夫！

在退伍後從事科技業之機械設計工作，由於工作內容的原因，這個長期被工作壓力所籠罩而無暇運動的身體，似已逐漸提出抗議；除了經常感到精神不濟外，就連電腦工作者所擁有的職業病，幾乎全攬。半年前，對於這個每況愈下的身體，開始有了營救的念頭，可是，該怎麼做？有一天，我突然想到──氣功！這個我從小就想學的功夫，也是時候該把它學起來了。於是我開始尋找相關訊息與瞭解內容；一次機緣中，認識了曾老師，真是幸運！

怎麼說呢？從我尋找的眾多資訊中，都只告訴我氣功的神奇與神秘，任督二脈打通不易、十二經脈的遠不可攀……，而現在，我卻在逐一的體驗當中。

起初，曾老師為發揚氣功而不收昂貴學費的精神與一對一的保證教法，是吸引我的主因；幾週後，身上的氣感逐漸增強，對於呼吸慢慢的愈能控制往後，更完全

依據老師所教授的功法，要求自己踏實地練習著，不但挪撥時間專心於靜坐練功，就連陪孩子休閒、開會沒我的事時，都將練功生活化，且自然地來增加功力；反正，多練一分鐘就多一分功力，長期下來亦為可觀之數。練到現在，我在前述所提之身體問題，幾乎已經全部消失，也就表示著：身體正在快速有效率地恢復健康！

「健康就是財富」，有了健康的身體才能算是擁有一切，但此絕不能依靠藥品或補品，而是必須從根本來著手，有效地將我們的自身能量提升。換個醫生的說法吧，應該叫做增強自體免疫力；若我們自身的能量能不斷提升，則疾病便不易入侵，並且還能對生病的身體增加治癒力，並做有效的修護。除此之外，還能享受呼吸與氣所帶來的美好感覺！

學員／曾李秦

自己是一個對新奇事物大約都只有五分鐘熱度的人，比一般人的三分鐘熱度多兩分鐘而已。會想學氣功，也是因為醫生說「不喜歡運動，那學氣功也不錯」的前提下，以最大限度的偷懶可達到最大值的回報去學的。只是不管是自己買書自學、買錄影帶自學，甚至早上去公園跟學，自己的熱情都撐不了很長的時間，全都是半途而廢。

在接觸「無極養生氣功」之前，身體常容易感到疲累、脖子僵硬、肩膀腰部酸痛，看過很多醫生也吃了很

多藥，都是只能治標不治本。後來聽親戚的介紹，找到一個聽說很厲害的中醫去看病，結果，身體疲累的狀況果然是有了好轉，可是脖子跟肩膀的酸痛僵硬，總是無法根治，醫生說是因為脖子跟肩膀那邊長期氣血不順，導致背部長出一顆血路瘤，才會經常性的僵硬酸痛。這時我才知道背部有一顆高約兩到三公分直徑三到四公分的血路瘤，因為都不會痛，所以平常感覺不到。而血路瘤很難根治，只能慢慢調養才會好，因此醫生建議我平時要多運動或者學習氣功打打太極拳之類的，不能只靠吃藥跟作經脈按摩。

後來，在公司看到有「無極養生氣功」教學的訊息，上課地點還是在公司內，便高高興興的去報名了，想說自己懶惰歸懶惰，總不會跟錢過不去吧。交了學費便得認真乖乖的學，讓自己的學習動力可以加強一些，不致半途而廢，結果學了兩個月，都感覺不到老師說得氣感，想說自己也許跟氣功沒緣份吧，開始想找理由不學了，可是想到我學費都繳了，在不可以浪費錢的堅持下，才把基礎課程都上完。在學了大小周天的運轉、努力堅持每天都練習的情況之下，這時我才發現，本來脖子跟肩膀都經常僵硬酸痛的，平常大約二至三個星期便得去作一次經脈按摩放鬆一下的，怎麼這一次都已經快一個月了，身體還很健康，脖子跟肩膀都運作正常，而我背部上一顆高約兩到三公分、直徑三到四公分的血路瘤，竟然也變小變平，不見了。

這時才感覺到氣功真是不可思議，果然學習新事

物，是不能三分鐘或五分鐘熱度的，要持之以恆才行，不能偷懶或者想要走捷徑。

幸好我有自知之明，在我即將放棄學氣功的時候，拿著學費已繳的理由來壓自己去努力學習，才會發現身體狀況已明顯好轉，也讓我有了繼續學習氣功的新動機、想要讓家人一起學習氣功的想法，以及分享學息氣功的體驗，在身體保健的路上多一種好的選擇。

學員／楊佳倖（海空運服務業）

過了三十五歲後，我就感到體能就一直往下降，抵抗力跟著減弱，身體的復原能力也越來越低，尤其鼻子過敏的狀況更是越來越明顯，終於下定決心找個方式提升健康。

第一堂練功的時候就發現，只要入靜練功，鼻子過敏就得到改善，之後又感覺到練氣功時身體就開始發熱，每次練功都要開冷氣才不會汗流浹背。到了冬天，手腳冰冷就趕快練功熱身；練功一陣子後，年過三十所『累積』的小腹居然不見了，味蕾也比以前好，口慾降低、飲食也越來越健康。有次同事看到我，說我的身材好像回到十年前的樣子，走路也感覺輕盈。練完十二經脈後，腸胃消化變得更好，現在只要身體一感覺不舒服，就趕緊練氣，練到體內都熱熱的，頭痛啦，過敏啦，甚至腰酸痛都可以調整。另外，心性也變的豁達、自在和平靜；之前會因為一些事緊張、煩惱、焦躁、還有發脾氣，現在只要練練功，情緒就得到調整；心性穩

定了，我跟老婆的相處也較少爭吵；入靜練功後，頭腦也更清醒。

短短不到一年的氣功修煉，已經讓我收穫很多很多；透過氣功，讓我發現生命真的很奧秘，也深深地體認在身、心、靈各方面都還有很多的境界等我去探索與解密！

學員／歐漢英

在九十三年發現得了初期卵巢癌，經開刀摘除之後，追蹤檢查一年多發現，腹部又長了一個腫瘤，追究原因，是我沒有休息，仍然依照我以往的生活步調過日子，我輕忽了身體發出的第一個警告，直到第二次警告，我才開始去正視它，但是，健康的情況卻以直線下降。免疫力的下降，導致自律神經失調，失眠、B型肝炎指數的上升引起腎盂炎等等，在兩年內因而住院兩次，再加上開刀切除第二次復發的腫瘤。

在這幾年裡，有許多朋友給予我在飲食及藥物上的建議，讓我的腫瘤沒有擴散惡化，同時我也積極的運動來加強我的免疫力。我並沒有做化療，但是做了放射線治療，其所產生的副作用，導致我大小腸黏膜破裂、血便兩年，及口腔黏膜破損而無法吃東西；看到這裡，不只是醫生，相信你一定也有同感，好複雜、多方的努力，但是身體狀況始終無法改進，每天的活動只能維持兩三個小時就沒力沒氣了，動輒得躺下來，大半的時間都在休息睡覺，生病期間看了許多相關的資訊，也花了

錢練不同的功法，但是，身體仍在原地踏步。曾聽說很多人練氣功有效，但遠在大陸，聽了兩三年大家談論氣功的相關資訊，我卻始終不得其門而入；直到去年，一位淋巴癌的朋友來電，得知他練氣功僅一個月，就明顯的改善他因化療、放療及癌症的症狀（相信他一定也會將他的心得分享於大家），而老師就在新竹，一路走來，始終為我加油打氣的貴人，又再度的拉我一把。

九十七年的九月我開始修煉氣功，剛開始聽到同學們之間談論修煉氣功的心得，我卻都沒有他們形容的那種很強烈的感覺，但是我告訴自己，不要管別人如何，自己仍專心的練習，像老師所說：「身體裡所需要修補的地方較多，而自身的能量卻又太弱，慢慢的補充一定會有感覺的。」

我每天至少練一個小時的氣功，三個月過後，身體明顯的改善，冬天也不再下加兩層墊被，上蓋羽絨被，外加小電毯，每天的活動量也增長，臉色也逐漸從灰暗變紅潤，朋友從電話裡都可以感覺出我身體進步很多，都說我講話中氣十足。三月份十二經脈練完之後，和朋友去西班牙旅遊了十天，一路上坐車時就練練功，朋友們從開始的擔心到放心，再到後來替我開心，一致說我通過考驗，也一致體認氣功的功效。現在每天的作息已恢復正常，身體不適的症狀也改善百分之六七十，我每天持續的練功，希望再過幾個月能完全的恢復正常。

現在只要有機會，我都會將我練氣功的好處告訴大家，也一再的強調練氣功不是重症病人的專利；一般身

體健康的人，更應該學習，早點把身體維護好以免病來磨。這五年一路走來，最常說的話是：「沒有健康的身體什麼都是假的，請多愛自己一點，抽一點時間把氣功學會，你會受用一輩子。」

希望大家都能早日接觸氣功，並祝大家的身體永遠健康！

學員／蔡志忠

以前在學校時，聽到有同學去上學校開的氣功課，總覺得怎麼會去學一個老人在學的運動，一定是想偷懶，完全不會心動。但自從二技同學（小緯）去學習曾老師的課後，告訴我學氣功的好處及神奇的地方時，就開始有點想去看看到底氣功是什麼。畢竟氣功也算是中國人的一種文化，能流傳幾千年應該會有某種原因吧。而且健康是做一個工程師一定要有的（哭哭），尤其在台灣。

第一次看到老師、師母及老師的姊姊時，我就感覺他們好健康，信心增強了一半。在學習的過程中，在修習氣上手時，感覺到氣感時，就覺得太神奇了，可以說是在見證奇蹟。而在每次控制氣的練功中，也不得不相信氣功是一種未經證實的科學，而且慢慢的也會對控制氣產生興趣。當你有氣感時，你就可以感覺某些地方的磁場是好或不好，尤其是感覺到不好時，騎車就會放慢速度，也不會逗留太久，就某個程度來講可以避兇。

在學習過程中，看到許多學員由大病變小病變健

康，一直覺得很神奇，也覺得一定要好好學習，有病治病，無病強身。身體方面雖然原本就沒什麼大毛病，但在修習氣功後，也明顯感覺到不容易疲憊，跑步也可跑的久一點。在心理方面倒是變得更樂觀，遇到挫折時也不覺得難過，不過倒是很怕變成太樂觀的人。打通完任督二脈後，平常等車時、有空閒時都可以練功來修補身體，對我來說倒是打發時間的好方式。在睡覺時，也可用這方式來加速睡覺速度，這對原本不易入睡的我倒是天大福音；直到現在很容易入眠，我想這也是學習氣功後，體質慢慢地、不斷地在改善的原因。

雖然本身沒大毛病，但倒是常感冒，幾乎每年都會感冒，尤其是季節交替時，很難光憑休息喝水就好，幾乎都要花錢看醫生拿藥。而我和曾老師學習氣功至今，已經快一年了，目前就還沒感冒。另一方面，修習氣功後，讓我對養生有不一樣的見解了，原本很常熬夜，平均都半夜一點多睡，而且常吃宵夜。在修習氣功後，現在快十二點就睡，也少吃宵夜，比較重視一些養生觀念。

目前已經修習完任督二脈和十二經脈，希望之後能打通全身經脈，然後能睡少一點，這樣就可以多點時間來做自己的事。最後希望大家都要有養生的觀念，氣功真的是一門改善身體狀況的好功法。換言之，如果平時不保養，等住院時再來注重就太遲了。

學員／劉文萱

我是一個再平凡不過的女性上班族，平日跟大家一

樣，想運動，沒有空，攸關健康的常識知識看了一堆，卻很少執行，身體小病小痛可以忍，沒有大問題，就得過且過，一切但憑天意，只能拜拜禱告求保祐。

而講到氣功，只會出現幾個畫面，要嘛是大師出掌灌氣病人全身冒出白煙，不然就是大堆人馬穿著整齊制服動作一致甩手、出拳、轉身、踢腿等武術動作，至於打通任督二脈、大小周天循環，那是武俠小說中那些早已失傳的功夫，跟我是沒有任何交集的。

踏進無極養生氣功台北教室的那一刻，只覺得「感覺不錯」，怎麼說呢~不會形容。

可能就是整潔、明亮，加上水晶的磁場，讓人覺得身心都很輕鬆吧！在老師的解說過程中，我的注意力，一直放在「身體健康」這幾個字，想說，花這些可以負擔的 錢，又不會折磨我的筋骨，也不會耽誤太多時間，如果真的能改變健康狀態，即使是一點點，也很值得呀！就是這麼單純的想法，展開我的學習之路。

從什麼都不懂，到現在，才不到4個月時間，我已經學完了初級班及進階班的課程，一開始對自己的氣感，身體上的改善，都有所質疑，會想說，真的是練氣功的影響嗎？真的是嗎？到了現在，有一些很明顯，太明顯的事，可以跟大家分享。

首先是精神，這幾個月，我沒有打過哈欠，睡眠時間縮短，早上都不用鬧鐘就自動起床，練一下功後上班，比以前賴床又賴床，還更有精神，其次是消化功能改善，飲食自然減量，卻能吸收足夠的養分，排便正常

到不行，體重也減輕了一些，比起以前一吃就胖，只有吸收熱量，完全沒法轉換成體力，相差甚遠。

再來就是外貌，最近常有人問我，妳是不是動了什麼手腳，為何變年輕、變亮麗。我就很驕傲的說，我做了「氣功雷射」哈哈哈。

這些都只是一小部份的收穫，如果有人還想聽，我真的可以出書敘述（膨風的啦），至於脾氣、修養等心靈部分的收穫，就不足為外人道也，所有所有的好處，都等有緣的你，親自來體會。

在氣功學習的路上，我是幼稚園生，本來是沒資格分享什麼的，可是，從小我的志願就是能為人類有貢獻，我想，如果有人看了我的心得，能前來學習氣功，應該也算是我的小小貢獻了！

學員／戴秀蘭（七十一歲）

已逾七十的我整天承受病痛，糖尿病、低血壓、偏頭痛、心臟病、腎水腫以及長期的失眠等等，大兒子自從練氣功之後，回到家總是訴說著氣功的好處，總是要找機會帶我去練氣功，在兒子的孝心之下，我終於開始接觸了氣功。曾老師是位值得信任的老師，他總是傾聽我的訴說，耐心的指導我如何修煉，並且不斷的鼓勵。因為我體力不好，又有長期的嚴重失眠，因此我剛開始修煉氣功的時間幾乎都是在床上，慢慢的我發覺精神越來越好，可以坐起來練功，甚至站起來做一些動功；點點滴滴的進步，不斷的鼓舞著我，增強我的信心，以致

於我練功的時間越來越長，從每天半小時開始，不斷的增加練功的時間。

之前常常感冒，出門曬到太陽就容易暈倒等等這些毛病似乎都改善了，這對我而言真的是一大福音。後來慢慢的我只要有空就練功，不久後去醫院驗血，困擾多年的糖尿病竟然好了，低血壓竟然也正常了！體力與身體的變好讓我練功越來越有心得，像是早上醒了之後，我並不馬上起床，先在床上練靜功，再起床練動功，練完動功後幫家人打精力果汁、用完餐後，我又再繼續靜坐練功；如此不斷的循環，只要有空就練，讓我的精神越來越好。有一天我突然發現我的耳朵不太對，老是流出一些又髒又臭的液體，像血水一般，心想說不是身體開始變得越來越好了嘛，怎會這樣，心裡好緊張，只好到醫院做檢查，結果到醫院做了檢查，醫生竟然說一切正常沒有異狀，我還是覺得不放心，又去看中醫，中醫診斷看了許久後，說應是身體正在排除毒素。

之後我才回想起，大約在四十幾年前我還年輕時發生的事故：那時我在汲水幫浦前洗衣服時，被旁人不小心用汲水幫浦的棒子打到，以致耳骨膜破裂。當時的醫療，就是傷口敷藥，癒合就好，但是之後我就常常頭疼，也不知原因，如今才恍然大悟！這伴隨我許久的血水，就這樣流了幾天後就好了，而我頭疼頭脹的毛病也消失了。直到後來我修煉全身經脈，每天練功的時間都超過四小時，結果所有困擾我的宿疾，像失眠、腎水腫等等，竟然也都痊癒了，這短短半年的學習氣功的時

間，讓我重拾健康的人生。

　　我很感激老師無私耐心的教導，也很高興兒子的孝心，現在我每天早晨醒來，在床上練完功後，就幫家人準備早餐，打理午餐的便當，然後還到孩子的烤番薯店幫忙做生意，幫忙烤番薯，每天都有忙不完的事，過得非常充實，但是我還是維持至少每天練功一小時。我很感謝能有這樣的機緣接觸「無極養生氣功」，同時認識了曾老師，我希望能將我的經驗分享給大家，能鼓勵更多的人，造福更多有緣人。

學員／宏孝（冠緯）

　　年節的時後，跟著爸媽一起回到外婆家，吃過午飯後，依據往例，跑去跟舅舅說話；從小就覺得他很親切，聊著聊著就聊到他最近在練氣功的心得，當下舅舅還把氣放出來讓我玩了一下，但我沒特別的感覺。幾天後我去當兵，在操練的過程中，我右手韌帶受傷的地方又復發了，強忍著痛把新訓過完，這已經是我第三次韌帶受傷的地方在痛了。之前看了西醫，他跟我說回家多休息，開了止痛藥、肌肉持鬆弛劑，藥效一過又開始隱隱作痛了；中醫也是針灸治好了一段時間，動一動就復發，以前一隻手指就拿的起來的洗髮精，現在怎麼拿也拿不動。不知為什麼想起舅舅練的氣功，想說死馬當活馬醫了，來去試試看好了。就這樣，我決定帶著我爸一起去學氣功。至於什麼氣功，我不知道，只是想到氣功，一定會想到一大群老人。

● 任督二脈修煉過程提要

第一次上課的內容，讓我聯想到當兵新訓受基本教練時，我一直做的事——不斷深呼吸，就這樣過了無聊地一節課。心裡想著「光靠這樣吸氣吐氣，右手韌帶就會好？」不過別無他法，也只好硬著頭皮練下去。然而，對氣功的感覺在上第二堂課時完全改觀。在第二次上課時與負責班務的聖墻玩氣時，一股強烈熱氣瞬間由左手掌衝了進來、順著手臂直直往身體裡面鑽，說不出來的奇特感覺；剛好旁邊有人在練水晶球，在我舅舅的慫恿下來借來試試。水晶球給我的感覺比較溫合，就像我們把溫開水喝下肚子，喉嚨、食道有種溫溫熱熱的液體流過的感覺。現在在練的過程中，只要氣經過的路線，都會溫溫的，而且光是這樣坐著吸氣呼氣，竟然可以練到出汗。上第三堂課時，老師說：「這節課練完，就可以達到氣上手，等會兒可以拿貔貅來試試。」下課前，我抱著好奇心試了一試；貔貅會吸能量，當手伸在牠嘴前時，會感覺到涼涼的，就像把放手在電風扇後面，氣被抽走那種涼涼的感覺。興奮之餘，找我爸一起來試試，不試則已，一試驚人，我爸的氣很強，強到貔貅無法吸入，那種感覺就像我們在玩兩個磁鐵，同性相斥，拿貔貅的手會有一種一直被推開的感覺；一個是人的手，另一個青玉刻的飾品，竟然會產成磁鐵般的反應！看來這世界上還有很多很有趣的事。當上課上到氣至會陰穴後，漸漸的發現，自己對性的慾望回復到高中時代那樣！回想在經過大學時，讀書、熬夜、工作……

之後，對於性，真的沒那麼有興趣了，有醫學指出壓力大會導致這方面的功能衰退。後來上課時很高興的跑去問老師，是不是練氣功可以增強性能力。

「會啊！像有些門派就專門練那個部份，不過我們來練氣功，是拿來養身的，不是叫你拿來幹這檔事的。」老師說。

雖然被念了一下，不過氣功真的很神奇，不過對我來說，當前的課題，是如何節慾。

爾後，在一個機緣下，於上課的前一天參與到了佛堂的活動，想到老師曾經跟我們說過：「可以在一些正向的佛堂或寺廟裡面練功，以加強功力」，便在法會上練起功來。隔天上課時，發現體內的溫度明顯上升，而且一直以來自己假想氣是筆直的走，這回氣竟然有了生命，像條龍般的在體內擺動！

花了四個星期終於將任督二脈打通，想找顆水晶球來玩玩看，便帶著女朋友到水晶店去逛逛。在把玩水晶時，看到了一只單尖水晶柱，握在手裡貌似個劍的劍柄。「靈氣劍！」我腦中閃過這個念頭，隨即順手將氣集中在右手中的單尖水晶上，氣劍就這樣成形了。

雖然不像老師看的到氣，但是雙臂張開，左手離右手一點五公尺的距離都感覺的到一股熱熱的感覺，就連女朋友站遠遠的也感覺到水晶劃過的路徑有東西在動的感覺，水晶店真是個有趣的地方。由於了解到任督二脈打通後可以藉由與水晶球共振的方式增強一些自己的功力，平常沒事就一直用左手對著買得水晶球吸氣，每天

吸著吸著；過了一個月，有一天起床時，赫然發現左手源源不絕地在納氣！一般來說都要有運氣，才會有比較強烈的吸入感，但這次不一樣！沒在運氣都感覺到氣一直湧入，整條左手臂都熱熱的，這種情況一直持續到我請去教老師。

「……，練氣功就是要學會控制氣。」老師說。

我對老師給的這個答案並沒有特別的想法，直到在回家的路上，心中發出一個聲音：「為何不命令它停下來？」

「停！」看著自己的左手這樣想，真的停下來了耶！但自此之後，再也沒辦法使左手自動源源不絕的強力納氣了。

● 十二經脈修煉過程提要

任督二脈打通後，循續漸進的照著老師的獨門的方法練著十二經脈，練的過程中，在體內漸漸的浮現一條條氣走過的路線，更特別的是這些自己感覺到的路線對照著中醫的經絡圖，竟然不謀而合！在練任督二脈與十二經脈結合時，發現身上的氣感變了，三焦經位於臉上的經絡可以感覺到氣有如一顆顆的珠子，一顆接一顆的在眉毛、耳前、耳後經絡裡面游走，經絡猶如像一串串珍珠項鍊，項鍊順著兩脥下方的脖子，與氣管並行，過心臟前面，慢慢的沒入身體中，這真是好奇特的感覺，之前都只是熱流的感覺，沒想到竟然會像有個實體的東西在身體裡移動。

但當十二經脈打通一個星期後，沒有預期越來越強

勁的感覺，反而感覺整個人就像是被洩了氣的氣球般，不僅感覺體內的氣都不見了，練得時候一點感覺都沒有，連同氣感都消失了！

「怎麼越練越退步？」我心灰意冷的想著，並向老師提出這個疑問。

「你這個是能量不夠，本來任督二脈打通時，就好比是一條水道，以我們原本的能量，只流經一條水道時，可以裝的滿滿的；隨著體內其它的水道一一的被打通，水位就慢慢下降了，流到各個通道去，練起來就會比較沒有感覺，所以不用擔心，這個本來就是正常的！不是退步！」老師回答。我似懂非懂的點點頭。

「加把勁，如果在這個點有所突破，你的功力就會大增。」老師信誓旦旦的說。自此我花了多一些的時間勤練，果然如老師所說的，有氣感時，感覺體內的熱度比原來的熱了一倍呢！

●人氣、地氣的感受

氣功練兩個月後，漸漸的對氣的感覺也越來越強烈，在無意中發現，我們每個人身邊都會有一股氣存在，就像一層無型的防護衣，依附在身體外面，有練過氣功的會比較強，在上課的時候跟我舅舅聊到這件事，好巧不巧的老師剛好在旁邊教其他人，我們倆就像小孩子般，小心翼翼的，把手伸到老師背後，感覺了一下。

「熱熱麻麻的呢。」我說。「真的耶。」舅舅說。

兩個人就這樣在老師身後玩了一番，之後還跟很多同學分享過，結果大家都跑到老師身邊去感受一番，讓

老師哭笑不得；雖然說很有趣，但這樣種做法對老師不太禮貌，在此跟老師說聲抱歉。

　　練功練了四個月後，每個星期在台北車站搭火車往汐止站的時候，漸漸的發現有幾段鐵軌地下化的地方，磁場特別強，每每經過這些地方，全身的經絡會開始動起來，而且人不會不舒服。為此跟老師討論了一番，老師說：「氣感越來越敏銳後，甚至於家中的磁場好不好都可以感受到，如果會學會一些調整方法的話，還可以幫自己家裡調整一翻。」看來氣功學一學，連同風水都可以插上一腳了呢。

　　而某天載著女朋友前往陽明山一帶找朋友，一路上我們有說有笑，在經過金龍隧道時卻整個頭都開始痛，我停止說話並專心騎車，我女朋友說到一半也不說話了，我們倆就這樣騎著騎著騎到附近的麥當勞停了下來。「剛經過的那個隧道，不知道是不是磁場太強還怎麼樣，我頭到現在還一直很痛！」我說。

　　「我也是耶，我後來有感覺到，也是痛到現在！聽說那個隧道出過不少事呢。」女朋友對我說。

　　後來又連續發生了好幾次類似的頭痛情況，我便向老師反應這個問題。

　　「如果阿飄想要跟我們溝通，就需透過中脈，所以會從頭頂開始感覺到不舒服。」老師說：「不過當我們氣功越練自身正向能量越來越強，阿飄就不會接近我們了喔！」

　　雖然說感覺得到阿飄不一定是好事，但不會像以前

一樣，身在黑暗中而提心吊膽心身旁有阿飄了！

● 耐力的提升

　　練氣功，也可以讓自己的耐力增加！某天下午，與一起練氣功的大學同學聊天，他說：「最近在健身房跑跑步機，變的都不會累耶，你有沒有這種感覺？」

　　「嗯，好像有喔～之前跑步跑兩千公尺，都要一直用新訓時，跑步的方法，不停的對自己心靈喊話、自我催眠。」我想了一下說道。

　　「對啊，以前都會想，快了快了剩多遠，現在都不會了，不過雖然不會累，不過並不會想多跑，哈哈哈！」他笑的說。

　　「不過我發現，我本來跑兩千公尺，速度是用每小時4.9公里，我後來直接調到每小時6.2公里，都可以全程跑完。以前用每小時6.2公里，跑五分鐘就不行了！」我邊回想邊說。

　　「哈哈哈，只是每天坐著呼吸三十分鐘，竟然可以增加耐力，這真是太有趣了。」他邊笑邊說道，我也點點頭表示同意。

　　此外，扣掉練氣功，每天的功課還有跑兩千公尺。每次在跑完步後，都需要花近半個小時，才能讓身體冷卻下來。有一天在跑完步後，熱得跟小狗狗一樣，舌頭都要吐出來幫忙散熱了！心裡想到，老師說過：「運動會將自體的能量，打到全身上下。」便想試試看能否運用我們平時練氣的收功方式將能量收回來。於是心裡默想著「雙手的能量、雙腳的能量、頭部的能量全部匯集

到丹田，轉三圈」，說這時遲那時快，身體感覺瞬間冷卻了下來！

事後在跟老師聊天中，聊到這件事，老師說：「可是這樣做，但是就算不這做，我們的能量也會慢慢的收回丹田，不需要在運動後刻意做這樣的動作。」

不過這個倒是一個讓身體冷卻下來的好方法呢。

● **總　結**

一開始學氣功時，就不斷的聽到老師說爸爸的功力很強，要好好練，本以為是說一些鼓勵的話，所以也一直沒放在心上。

父親氣功學了也一直沒練，興趣缺缺，在我十二經脈全都打通後，心想：「讓爸爸感覺一下我練的成果，他應該就會比較相信，也會比較有興趣，因此認真去練了吧。」，便興致勃勃跑去找老爸。

「爸，你把左手放鬆，我把氣放出來給你感覺一下。」我說。

便將氣集中於右手，並靠近他的左手。

「怎麼有股夾帶電流的熱氣，從右手竄進來！」我一陣震驚。

這種感覺跟老師平時身上散發出來的氣感覺一樣。我才知道老師當初說的都是真的，而非鼓勵的話。事後向老師提到這件事，老師說每個人與生俱來的天賦本來就有差，所以跟自己比，有進步最重要，人比人氣死人。雖然這次灌氣不成反被灌氣，但也讓我體會到人外有人天外有天，重點是把自己練的身體健康最重要。

學員／老拙

經歷半年學習，由基礎班至進階班。最後一堂課學習，並交上學習心得。百感交集，五味雜陳，甘苦難盡。學習前，由於酸性體質，引發身上種種病痛。舉步艱難困苦，痛風指數偏高。酸麻痛隨身，坐骨神經穩穩發作，高血壓在冬日，天旋地轉，心胸悶得很，一臥數日，難於起床。近日來，老友皆道言，氣色光彩，快步輕盈，皆為曾老師苦心教導有方。交上學習心得時，學習進度，經老師認可。進入大周天光景，丹田熾熱，全身如爐火燒開水，白煙氤氳，呼吸則越來越微，遍身毛竅，一開一闔，有一點進入胎息狀態。接著為採藥，結金丹、通中脈、開天頂之修行。個人學習過程，很簡單，老師教導功法，建議每日練習幾小時，皆如法實踐之！基礎班，每日早晚各半小時。進階班，每日早晚各一個半小時。後面階段，才性命雙修，以利金丹大道。

學習期間，常跟老師討論有關的問題？老拙記載如下：

坐姿： 採自然盤坐（散盤）較為適宜，自然、放鬆、舒適。其要點為「尾閭中正、含胸拔背、腰直肩沉、頭頸正直」。

任督二脈功法：

第一式　增強肺活量

第二式　丹田吐納

第三式　打通膻中穴

第四式　打通會陰穴

第五式　打通湧泉穴

第六式　打通長強穴

第七式　打通長強穴

第八式　打通督脈

第九式　任督二脈循環

第十式　任督二脈循環、小周天循環、大周天循環

十二經脈功法： 1. 手太陰肺經 2. 手陽明大腸經 3. 足陽明胃經 4. 足太陰脾經 5. 手少陰心經 6. 手太陽小腸經 7. 足太陽膀胱經 8. 足太陰腎經 9. 手厥陰心包經 10. 手少陽三焦經 11. 足少陽膽經 12. 足厥陰肝經。

綜合工法： 1. 心腎相交功法 2. 周天全身循環 3. 大周天全身循環。

學者在運行河車周天時，會大量排汗，每坐必汗如雨淋。毛孔常常排出黃色汗漬。這是將人體內多餘的重金屬及酸性物質。每排一次汗，身心就淨化一次，直到體內污穢之物盡除為止。運行河車周天，深入內臟時，除了毛孔排出，喉部出現大量黃色和綠色之痰。腹部也出現大量清除宿便。學者應煉功勤，排除體內雜質淨盡，身心必輕安暢快。

學員／彥谷

在無極養生氣功中學習氣功近八個月了，從懵懵懂懂的腹式呼吸開始，到任脈、督脈的主要穴位串連，到十二經絡一一疏通與融合，這一路來的百般滋味，真的

需要「耐心」與「持之以恆」才能有所收穫。

當然如果要我總結這階段的學習心得，我會跟你們說就這四個字「愛與希望」。「愛」是「愛自己後，進而漫延愛別人」。具體言之，即解決己身疾病、根深蒂固的宿疾獲得更健壯身體後，有了強健體魄進而能事半功倍完成想做的任何事，而事情順利完成後，心跟著愉悅，進而自然能將這份愛蔓延出去，之後你便會發現「微笑」常掛你嘴邊，好事不斷發生。而廣聞的你（妳）也會發現，這正是「秘密」這本書揭櫫的「吸引力法則」的實踐。而當「愛」散播出去後，「希望」便伴隨而來。

抽象的起頭並總結在無極養生氣功學習心得後，各位會發現，彥谷描述的頗為空泛，所以下面便要簡述各個階段，包括引發彥谷「學習氣功的動機、心情」、「學完初級班、進階班身心上的變化」以及「散播漫延這份學習後的心境、方法」俾供參酌：

壹、學習氣功的動機、心情

由於之前在基隆念研究所時，氣候、環境、壓力導致彥谷身體上以及心靈上受到大大小小的創傷，看西醫只能針對單一疾病療癒且只能治標不能治本，看中醫又因為身心上多處疾病導致中醫師難以有效對症下藥，再加上研究所的氣候、環境、壓力不變情況下，因此我的藥吃不停，我的身心疾病短暫治療後又頻頻復發，無限循環。

研究所畢業後，因緣下到高雄居住，我開始瞭解到

我的病症無法從醫學上獲得有效而完全的根治，因而我憶起氣功、芳療、靈療等救治的可能。旋即上網搜尋高雄可學習氣功的地方並實際到現場觀摩，最後看了一大堆不了解的功法，頭腦也跟著混亂，暗自問自己到底該學何門何派？學完會有效嗎？最後，我懶得想了，就找最近且剛好在租屋處旁的無極養生氣功吧（ps. 老師別怪我是因為這樣而學了你的功法阿~"）。

貳、學完初級班、進階班身心上的變化

　　這部分因為我毛病太多了，因此無法一一跟各位詳述，所以下述就擇要分享。

　　第一個療癒的是失眠。對一個失眠六年的患者來說，睡前會感到恐懼，害怕黑暗、害怕睡不好、害怕睡不著而擔心影響隔天讀書或工作。助眠劑一顆一顆吞，每天睡前拿藥包、倒水、吃藥後躺平變成反射動作，這對而立有為的年輕人來說似乎來的太早了。幸而老師教的太極運轉功很快就奏效了。

　　第二個療癒的是精神變好，面貌變年輕，皮膚Q彈緊致。為什麼想列這個呢？因為去年十月底一趟回家鄉後受到親友的一致讚賞跟認同，並且被問及到底是怎麼保養的（被誇獎後，屁股微微翹起來了^）。

　　第三個療癒的是心靈。因為從小環境、感情、求學、工作等積累的心靈創傷，讓我越趨焦躁、煩絮，時常感覺到心臟跳動的聲音越加明顯而快速，醫生診斷是焦慮症，開的藥方是舒緩卻無法根治。因此負面能量一點一滴累積，最後對身邊的人總藉由一件看似冠冕堂皇

的理由全部傾洩;如果傾洩完、發現完全清理好傷口,倒覺得身邊親近的人的莫名受殃還算值得,遺憾的是,瘡疤只是被暫時歸到隱藏檔,隨時藉著下次不滿的情緒再次傾洩而出。幸而在修煉氣功階段,同時藉由老師的循循善誘下,修身、修性、修心進而回歸初心。

參、散播漫延這份學習後的心境、方法

「吃好道相報(台語)」,正因在這裡獲益良多,因此除了以己之能幫助別人外,更希望身邊的人能同樣學習這套功法達到自我療癒,畢竟功夫學起來是自己的,一直靠他人或他力始終無法一勞永逸地根除身心靈宿疾,並且常有遠水救不了近火之憾。但是或因詐騙猖獗或因氣功只能意會而不能言傳,因此導致許多人卻步,而且縱使有幸進來學習,在練習過程中的煎熬與耐心更是讓許多人鎩羽而歸;因為每天都要挪出一定時間習修,再者,體弱者練習中多少會氣衝病灶,恐懼感與沮喪感會隨之襲來。因此,最好讓無極養生氣功如此優異的功法推展出去、讓更多人修習的方式,是進來學習的每個人(包括彥谷自己)都能有顯著的身心上改變,這點相信已經經由許多前輩落實了。

真金不怕火煉,相信會越來越多人能接觸到這功法並且從中獲益良多。

無極養生氣功各地研習中心介紹

　　無極養生氣功從創立至今教學已有十餘年，以簡單易學的功法教導學員修煉氣功，讓五歲到八十五歲的學員均可完成修煉，並秉持著初衷以「擁有健康的人生」為目標而推廣**無極養生氣功**。因為這樣的理念之下，有餘力之餘，首先在新竹成立了**無極養生氣功**研習教室，不收取任何費用提供學員一個安靜、安全的氣功修煉環境，在正向能量的散播與推廣下，更吸引許多有能力有善心的學員願意無私的推廣**無極養生氣功**並以同樣的理念為目標，在各地陸續成立氣功教室，以下是各地教室的簡介：

　　新竹研習中心由曾廣中老師負責：曾廣中老師、黃姿甄老師負責基礎班教學，曾廣中老師負責進階班教學。
　　地址：新竹市新光路59號（鄰近工研院光復院區）
　　電話：（03）5166–613
　　開放時間：星期一至五/ 1400~2100；星期日/ 1000~1700（星期六及國定假日休館）
　　部落格：http：//tw.myblog.yahoo.com/healthwuchi/
　　Facebook：http：//www.facebook.com/groups/
142047572500091/

　　台北研習中心由曾馨毅老師負責：曾廣中老師、曾馨毅老師、吉翔立老師負責基礎班教學，曾廣中老師負責進階班教學。

　　地址：台北市重慶南路一段43號12F-4

　　　　　（近台北火車站、書店街）

　　電話：（02）2370-1726

　　開放時間：星期一至六／1200～2100

　　　　　　（週日及例假日休息）

　　部落格：http：//tw.myblog.yahoo.com/wu_chi99

　　Facebook：http：//www.facebook.com/wu.chi999

　　竹北研習中心由黃榮煌老師負責：曾廣中老師負責基礎班及進階班教學。

　　地址：竹北市成功五街38號

　　授課時間：每週二早上10：00~11：30

　　台中研習中心由林淑霞老師負責：林淑霞老師負責基礎班教學，曾廣中老師、林淑霞老師負責進階班教學。

　　地址：台中市潭子區潭興路二段347號（鄰近潭子火車站，步行約5至10分鐘）

　　電話：0972-088708

　　開放時間：星期一至六／1400~2000

　　　　　　（星期日及國定假日休館）

　　部落格：http：//tw.myblog.yahoo.com/health100_100/

　　　　　　profile

《無極養生氣功》

感謝所有成就本書的學員！

作者：曾廣中老師
編輯校稿：黃姿甄老師，張芳卿
插圖及圖像處理：張芳卿
中醫校稿：黃炫諭 中醫師
攝影：曾麟
封面封底：林淑霞老師

部落格：http：//tw.myblog.yahoo.com/healthwuchi/
Facebook：http：//www.facebook.com/groups/142047572500091/